MINISTÈRE DU COMMERCE.

COMITÉ CONSULTATIF D'HYGIÈNE PUBLIQUE DE FRANCE.

RAPPORT

ADRESSÉ

À M. LE MINISTRE DU COMMERCE

PAR M. LE Dr MAHÉ,

MÉDECIN SANITAIRE DE FRANCE À CONSTANTINOPLE,

CHARGÉ D'UNE MISSION MÉDICALE EN ÉGYPTE

AYANT POUR PRINCIPAL OBJET

LA RECHERCHE DE L'ORIGINE DU CHOLÉRA

EN 1883.

(Extrait du Recueil des travaux du Comité. — Année 1883.)

PARIS.

IMPRIMERIE NATIONALE.

M DCCC LXXXIII.

MINISTÈRE DU COMMERCE.

COMITÉ CONSULTATIF D'HYGIÈNE PUBLIQUE DE FRANCE.

RAPPORT

ADRESSÉ

A M. LE MINISTRE DU COMMERCE

PAR M. LE Dr MAHÉ,

MÉDECIN SANITAIRE DE FRANCE À CONSTANTINOPLE,

CHARGÉ D'UNE MISSION MÉDICALE EN ÉGYPTE

AYANT POUR PRINCIPAL OBJET

LA RECHERCHE DE L'ORIGINE DU CHOLÉRA

EN 1883.

(Extrait du *Recueil des travaux du Comité*. — Année 1883.)

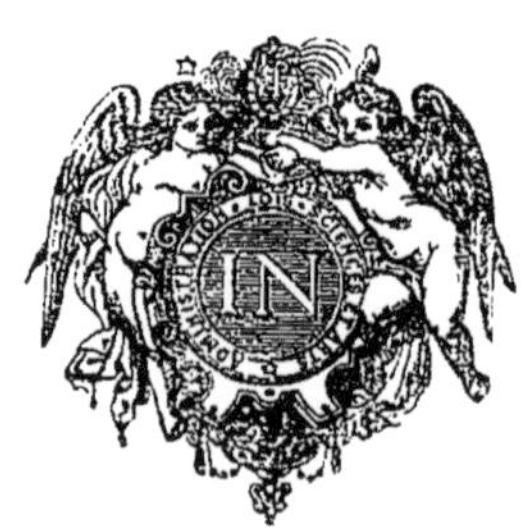

PARIS.

IMPRIMERIE NATIONALE.

M DCCC LXXX

RAPPORT

ADRESSÉ

À M. LE MINISTRE DU COMMERCE

PAR M. LE Dʳ MAHÉ,

MÉDECIN SANITAIRE DE FRANCE À CONSTANTINOPLE,

CHARGÉ D'UNE MISSION MÉDICALE EN ÉGYPTE

AYANT POUR PRINCIPAL OBJET

LA RECHERCHE DE L'ORIGINE DU CHOLÉRA

EN 1883.

Alexandrie d'Égypte le 24 septembre, et Paris le 8 octobre 1883.

MONSIEUR LE MINISTRE,

La mission médicale que vous m'avez fait l'honneur de me confier avait pour principal objet la recherche de l'origine de l'épidémie de choléra qui a sévi en Égypte en juin, juillet, août et septembre 1883.

Je crois devoir vous présenter un rapport où je résumerai l'ensemble des principaux faits et documents qu'il m'a été donné de recueillir sur ce sujet durant un mois et demi de voyage en différents points de l'Égypte.

J'exposerai d'abord les faits et les documents en m'appuyant sur mes propres observations et surtout sur des informations dont la plupart, consignées par écrit, forment un dossier assez volumineux déposé au ministère. J'aurai occasion de renvoyer parfois aux pièces qu'il contient à titre d'annexes réparties en quatre sections A, B, C et D.

Je formulerai ensuite les déductions qui me semblent en découler relativement à la question de l'origine du choléra de 1883.

En troisième lieu, j'examinerai l'organisation actuelle du service sanitaire, maritime et quarantenaire d'Égypte. Après avoir essayé d'en faire ressortir les lacunes et les défauts, j'indiquerai sommairement les moyens et les modifications qui me paraissent les plus propres à remédier à la situation si défectueuse du moment.

I.

Exposition des faits et documents. — Qu'il me soit permis de prévenir en commençant, et une fois pour toutes, que les remarques et les critiques, que je fais sur le système actuel de police sanitaire du canal de Suez, ne visent que les paquebots et les navires ordinaires de commerce, mais nullement les *navires à pèlerins,* c'est-à-dire ceux qui, chaque année et à une époque fixe, desservent le grand pèlerinage du Hedjaz. Ces derniers sont l'objet de mesures sanitaires exceptionnelles.

Une commission médicale, composée de médecins délégués du Conseil maritime et quarantenaire d'Alexandrie et du médecin sanitaire de France résidant à Suez, vient siéger en permanence dans cette dernière ville pendant toute la durée du retour des pèlerins vers la Méditerranée; elle s'assure, par des visites, de l'état sanitaire et hygiénique de chaque navire chargé de pèlerins, et sa vigilance rigoureuse ne permettrait à aucun bâtiment suspect d'aborder l'entrée du canal.

Jusqu'à présent, les résultats de cette mesure ont été pleinement efficaces.

Cela dit, je rappellerai d'abord quelques-unes des circonstances au milieu desquelles je suis arrivé en Égypte.

Débarqué à Alexandrie le 15 août 1883, en même temps que mes excellents camarades, les membres distingués de la Mission Pasteur, je m'empressai de faire visite à M. l'agent et consul général de la République française près de S. A. le Khédive, auquel il voulut bien nous présenter.

Je ne saurais trop, d'ailleurs, remercier M. Raindre de son accueil bienveillant et de l'empressement qu'il mit à favoriser ma mission durant mon séjour en Égypte.

Tout en suivant la marche de l'épidémie qui avait alors atteint à peu près son maximum à Alexandrie, je visitais chaque jour les hôpitaux, les ambulances. Je me mis en rapport avec les principaux délégués européens au Conseil sanitaire maritime et quarantenaire, et tout d'abord d'une façon spéciale avec M. Guillois, premier drogman du consulat de France, délégué au Conseil, et avec M. le docteur Chaumery, médecin sanitaire du gouvernement français à Alexandrie.

J'ai à remercier vivement mes deux compatriotes de l'empressement et de l'obligeance qu'ils ont mis à me communiquer les renseignements premiers et indispensables dont j'avais besoin, ainsi que leurs appréciations et les résultats de leur expérience sur plusieurs points importants concernant ma mission et dont je parlerai plus loin.

J'adresse les mêmes remerciements à M. le docteur Ardouin-Bey, inspecteur général des services sanitaires maritimes et quarantenaires d'Alexandrie.

De plus, dès mon arrivée, j'eus soin de me mettre en relation avec les délégués des principales puissances étrangères au Conseil quarantenaire, notamment avec MM. les docteurs de Castro, délégué d'Italie, Kulp, délégué d'Allemagne, Klodzianowski, délégué d'Autriche-Hongrie, Schiess, délégué de Russie, Bimsenstein, délégué de Turquie, Mackie, médecin sanitaire d'Angleterre, etc.

En exposant à ces honorables et distingués confrères l'objet de ma mission, je leur remis un certain nombre de brochures : les deux mémoires lus par M. l'inspecteur général Fauvel à l'Académie des sciences et à l'Académie de médecine, ainsi qu'un imprimé intitulé : *Les quarantaines dans la mer Rouge et les provenances de l'Inde.*

L'opinion prédominante des médecins que je vis alors semblait franchement acquise à l'importation du choléra à Damiette, bien que personne ne possédât de faits positifs à l'aide desquels il fût possible d'établir nettement la filiation sur l'origine de l'épidémie.

Ceci me paraît d'autant plus important à noter que nous étions à cette période des événements où les déclarations officielles du gouvernement anglais reproduites par la presse européenne, les assertions prêtées au chirurgien général Hunter par la presse anglaise d'Égypte, ainsi que des considérations d'un autre ordre qu'il n'y a pas lieu de rapporter, avaient influencé les esprits de quelques médecins dans un sens tout opposé, c'est-à-dire absolument contraire à l'idée de l'importation.

Le président du Conseil sanitaire maritime et quarantenaire, M. le docteur Hassan-Pacha, était, disait-on, au nombre de ces derniers. Il avait fait publier récemment un rapport des docteurs Chaffey-Bey et Ferrari, médecins de l'administration quarantenaire, sur l'origine et le développement du choléra à Damiette, rapport que je me réserve d'apprécier plus loin, et qui tendait à rejeter l'importation pour faire admettre la naissance spontanée de l'épidémie à Damiette même.

Il importe d'ajouter ici que ce rapport avait, me disait-on, trouvé un accueil des plus favorables au sein du Conseil sanitaire d'Alexandrie, et que les quasi-conclusions et les insinuations des auteurs avaient été acceptées par la majorité des membres de ce Conseil.

D'un autre côté, M. le docteur Dutrieux-Bey, oculiste d'Alexandrie, délégué de Belgique au Conseil maritime et quarantenaire, envoyé en mission officielle par le gouvernement égyptien à l'effet de visiter quelques-unes des localités où avait sévi le choléra, renchérissait encore sur les idées de la production spontanée de l'épidémie, et il en était arrivé à la singulière théorie suivante, dont on retrouve çà et là quelques fragments dans l'*Egyptian Gazet,* journal anglais d'Alexandrie.

Le typhus bovin, qui avait désolé l'Égypte depuis près d'un an (il faut noter que le typhus bovin y est endémo-épidémique depuis plus de vingt-deux années), aurait été le point de départ d'une épidémie de typhus humain, lequel à son tour aurait engendré une sorte de mélange ou de monstruosité pathologique appelée *affection choléroïde,* produit mâtiné, mi-typhus, mi-choléra.

Enfin M. le docteur Abbate-Pacha, médecin de S. A. le Khédive, avait déclaré que l'épidémie égyptienne était, pour lui, bien plutôt une maladie *choléroïde* que le vrai choléra, une manière de maladie hybride qu'il ne caractérisait point nettement, qui n'était que peu ou pas contagieuse, et qui en fin de compte ne paraissait être que le résultat de la mauvaise situation hygiénique du pays.

Ainsi les choses en étaient arrivées à ce point que l'on regardait les symptômes typhiques ou typhoïdes qui appartiennent si fréquemment au choléra le mieux confirmé (réaction dite *typhoïde*) comme constituant un mélange du typhus et du choléra.

Cette hypothèse bizarre avait notablement influencé l'esprit du public ou d'une assez grande partie de la population européenne, et elle avait réagi, dans une certaine mesure, sur l'opinion de plusieurs médecins qui n'avaient pas eu l'occasion d'observer le choléra, ou qui n'avaient vu le choléra épidémique qu'incomplètement dans ses formes cependant bien connues.

L'incident suivant est une preuve de ce que j'avance.

J'avais déjà eu l'occasion de voir plusieurs cas de choléra intense et même foudroyant à Alexandrie; j'avais assisté à plusieurs nécropsies, faites avec le plus grand soin par la Mission française à l'hôpital européen, quand eut lieu notre présentation au Khédive. Son Altesse ne manqua pas de faire allusion aux doutes qu'elle avait dû concevoir sur la nature de la maladie épidémique actuelle par suite de la divergence de vues des médecins sur ce sujet.

Je crois pouvoir ajouter qu'Elle ne parut pas convaincue par notre affirmation catégorique et motivée qu'il s'agissait uniquement de la présence à Alexandrie du choléra épidémique parfaitement caractérisé et cela à l'exclusion de toute maladie coexistante ou complicative, typhus ou autre.

En sorte que la crédulité populaire, appuyée par l'opinion de quelques médecins, et qui consistait à vouloir écarter quand même le spectre effrayant du choléra, avait acquis une certaine importance dont il fallait tenir compte, et que d'ailleurs nous retrouverons dans quelques-unes des localités que j'ai été appelé à visiter ultérieurement en Égypte.

Je crus devoir séjourner pendant seize jours à Alexandrie : d'abord pour y suivre la marche de l'épidémie ; puis, si elle fût devenue plus extensive et plus envahissante, j'aurais eu une occasion toute naturelle d'offrir mon concours comme médecin soit auprès de la Colonie française, soit auprès des autorités et de la population de la ville. Enfin j'avais à attendre la réouverture des communications régulières entre Alexandrie et le Caire et surtout avec les villes du Canal maritime, alors indemnes de choléra.

D'ailleurs, j'utilisais le temps à observer l'épidémie qui, au demeurant, s'est montrée modérée à Alexandrie, et j'assistais aussi à quelques-unes des nombreuses autopsies pratiquées chaque jour par l'infatigable activité des membres de la Mission Pasteur, et je pouvais ainsi m'initier dans une certaine mesure aux principales recherches des savants distingués qui la composaient, ce dont je ne saurais assez les remercier.

Après avoir acquis la certitude auprès des délégués étrangers près le Conseil d'Alexandrie, qu'aucun d'entre eux n'avait reçu de son gouvernement une mission analogue à la mienne, je me dirigeai seul sur le Caire le 2 septembre, bien résolu à poursuivre le but de mon voyage, et alors que la maladie était en diminution notable à Alexandrie, muni d'une lettre de M. Raindre, notre agent et consul général.

Je me présentais le 4 septembre à S. E. Chérif-Pacha, premier ministre, qui voulut bien m'accueillir avec une grande bienveillance.

Il parut flatté de l'objet de ma mission, et il voulut bien l'interpréter comme une marque de la sollicitude traditionnelle du gouvernement de la République française pour le peuple égyptien. Il me remit une lettre circulaire pour les gouverneurs et agents du gouvernement khédivial, en vue de permettre et de faciliter, par tous les moyens, la mission dont j'étais chargé dans l'intérêt de l'Égypte comme dans celui de la vérité.

En me rendant au Conseil de santé et d'hygiène publique du Caire, j'eus la bonne chance de trouver réunis en séance la plupart des membres de cette assemblée sanitaire. En outre, je m'empressai de voir en particulier un assez grand nombre de ces membres, notamment les médecins, tels que MM. les docteurs : Salem-Pacha, président du Conseil, Dacorogna-Bey, vice-président, Grant-Bey, médecin-inspecteur des chemins de fer égyptiens et médecin du Consulat général d'Angleterre, Gastinel-Bey, M. Rousseau-Pacha, sous-ministre des Travaux publics, etc.

L'opinion du Conseil de santé du Caire était à peu près unanime, je le savais d'avance, en faveur de l'importation du choléra à Damiette, et en cela elle se basait sur la fréquence des communications qui existent entre cette dernière ville et Port-Saïd, ainsi qu'avec les autres localités du canal maritime.

Le président, le vice-président et le docteur Grant-Bey me firent le meilleur accueil en m'encourageant à poursuivre une mission dont ils s'empressèrent de faciliter l'accomplissement, en même temps qu'ils me firent remettre des lettres de recommandation pour tous les médecins de l'administration placés à la tête des offices sanitaires des localités et des provinces que j'aurais à visiter et à parcourir. Ces médecins étaient invités à me fournir tous les renseignements et les documents dont je pourrais demander la communication.

Dans l'esprit des principaux membres du Conseil de santé de la capitale (opinion que je connaissais déjà d'ailleurs), la théorie de quelques médecins d'Alexandrie, dont j'ai parlé relativement à l'épidémie, la tendance du président du Conseil maritime et quarantenaire de cette ville à accepter la spontanéité de la naissance du choléra à Damiette, tout cela ne reconnaissait guère pour mobiles que des raisons de partis ou de personnes, et en tout cas ne paraissait point représenter exclusivement les intérêts de la vérité.

Le docteur Grant-Bey, contrairement à la déclaration première ou du moins à l'opinion que la presse anglaise d'Égypte avait prêtée au chirurgien général Hunter, avait, à diverses reprises, par des télégrammes et dans des articles de journaux adressés en Angleterre, notifié qu'à son avis le choléra de Damiette était le résultat d'une importation provenant probablement des Indes.

En terminant ce qui concerne mon trop court séjour au Caire, je me fais un devoir et un plaisir de remercier M. Borelli-Bey, conseil du Gouvernement égyptien, l'un de nos compatriotes qui se sont le plus distingués dans l'épidémie du Caire. Je lui dois en effet des remerciements particuliers pour les indications et les recommandations qu'ils m'a données en vue de faciliter l'accomplissement de ma mission.

Parti du Caire le 5 septembre à midi, j'arrivai, en passant par Zagazig, Tel-el-Kébir, Nafiche, à Ismaïlia, vers six heures du soir. Surgissant tout à coup au milieu des sables, sur les bords du lac Timsah et près du canal d'eau douce, Ismaïlia n'est qu'une brillante oasis de récente création. C'est l'endroit où se bifurque le canal d'eau douce dérivée du Nil, l'une des branches allant alimenter Suez et l'autre Port-Saïd.

La pression de puissantes machines établies à Ismaïlia sert à assurer le débit suffisant pour l'approvisionnement des deux villes situées aux deux extrémités du canal maritime.

Ismaïlia ne compte guère que 1,500 à 2,000 habitants, dont près de la moitié sont des Arabes; les autres sont des Européens.

Je m'empressai de me mettre en relation à Ismaïlia avec les deux médecins de la Compagnie du canal, le docteur Sini, qui est en même temps le représentant du Conseil de santé du Caire (ou d'Alexandrie) et le docteur Mugnier, ancien médecin français des messageries maritimes.

Suivant M. Sini, le service sanitaire d'Ismaïlia serait fait avec une stricte régularité, et l'observance des règlements quarantenaires n'y donnerait lieu à aucune observation, en ce qui concerne les navires en transit dans le canal. D'un côté l'éloignement du mouillage des navires sur le lac Timsah (lac des crocodiles), et de l'autre la surveillance rigoureuse des agents de l'administration sanitaire interdiraient les relations avec la terre et tout débarquement clandestin.

Je dois cependant faire observer ici qu'il n'en serait pas exactement ainsi au dire de plusieurs personnes dignes de foi qui sont au courant des choses de la localité. Parfois, quoique rarement il est vrai, les capitaines y débarquent de nuit quelques passagers auxquels ils s'intéressent spécialement; eux-mêmes y descendraient par simple curiosité ou par besoin, surtout quand les navires passent la nuit mouillés dans le lac. Mais cependant ce sont là des exceptions qu'il serait facile d'empêcher.

D'un autre côté, et les principaux agents de la Compagnie du canal ne se font pas faute de le déclarer, la question d'isolement des pilotes et leur mise en quarantaine, quand ils sont contaminés, constituent des problèmes difficiles à résoudre, et tout récemment elles ont causé, dans le service du pilotage, des complications et des difficultés fort préjudiciables, qu'il faudra songer à lever et à écarter à l'avenir.

Bref, des renseignements qui m'ont été fournis à Ismaïlia il résulterait que le médecin sanitaire ne possède qu'un canot insuffisant pour se transporter, en cas de besoin, à de grandes distances sur le canal ou sur le lac, comme par exemple lorsqu'il s'agirait d'aller constater un cas de maladie grave ou de mort à bord d'un navire en transit, ainsi que le fait s'était présenté tout récemment. D'un autre côté, il ne pourrait peut-être pas toujours compter sur la stricte vigilance des quelques agents de surveillance placés sous ses ordres.

D'après les indications du docteur Mugnier, médecin des plus capables et des plus soigneux, le choléra aurait frappé, légèrement il est vrai, la ville d'Ismaïlia par trois fois. D'abord il y fut importé par l'application d'un cordon sanitaire composé de militaires indigènes provenant de Mansourah où régnait l'épidémie; puis des fuyards de Mansourah, de Zagazig et d'autres lieux y donnèrent quelques cas; quant à la troisième importation, elle se fit manifestement par l'entrée à Ismaïlia des troupes anglaises qui fuyaient l'épidémie cholérique du Caire et qui étaient déjà infectées.

A ce sujet, habitants et médecins d'Ismaïlia, tous s'accordent à rejeter une lourde responsabilité sur les officiers anglais qui ont imprudemment contaminé la ville, alors indemne, en disséminant les soldats à côté des habitations, en face des principales maisons, dans les rues, sur les promenades publiques, sur les bords du canal d'eau douce, dans lequel ceux-ci ont été vus jetant les déjections des malades qu'on répandait aussi dans les rues, sur les promenades d'Ismaïlia. Cependant, sur les réclamations réitérées des habitants, les troupes anglaises s'en allèrent occuper le palais khédivial d'Ismaïlia, qu'elles ont récemment évacué en le laissant en état de contamination.

Plus d'une fois, ainsi que plusieurs habitants me l'ont affirmé, on vit les soldats anglais enterrer leurs morts cholériques presque à fleur de terre dans les sables qui avoisinent les tuyaux conduisant l'eau à Port-Saïd. Le détachement anglais perdit, durant une courte période de séjour à Ismaïlia, au moins 28 hommes, dont 25 du choléra.

Il fut remarqué que les premiers habitants contaminés par les Anglais furent des Arabes et notamment des enfants qui étaient allés vendre aux troupes des fruits et des menus objets.

On a compté au moins 40 à 50 cas de décès cholériques à Ismaïlia et au village voisin de Nafiche, à partir du 21 juillet (non du 23 suivant la statistique officielle), jour du premier décès, jusqu'au 10 ou au 14 d'août. Au nombre des morts figurent six Européens. (Voir la statistique, pièce de l'annexe B.)

Il y a quelques années, des infiltrations provenant du canal d'eau douce, et principalement d'un canal de ceinture qui a été aboli depuis, avaient occasionné un certain nombre de fièvres paludéennes intermittentes assez graves. De l'avis du docteur Mugnier, aujourd'hui ces fièvres se sont raréfiées au point même d'avoir presque disparu, sauf quelques récidives sur des personnes chroniquement impaludées.

D'un autre côté, il faut se rappeler que la fièvre *dengue* a plusieurs fois sévi à Ismaïlia dans les dernières années, qu'elle y a peut-être laissé des traces, et qu'elle a maintes fois donné le change sur sa nature, étant souvent prise pour une fièvre intermittente palustre, ce qui aurait pu exagérer la prétendue fréquence de celle-ci dans plusieurs des localités situées sur le canal.

Arrivé à Suez le 6 septembre au soir, je m'empressai de me mettre en relation avec mon excellent collègue, M. le docteur Blanc, ainsi qu'avec M. le vice-consul de France à Suez. Accompagné du docteur Blanc, je me rendis tout d'abord à l'endroit dit le *Terre-Plein*, situé à 6 ou 7 kilomètres de la ville, et où se trouvent les ports, les établissements de la Compagnie du canal, ainsi que l'office sanitaire maritime et quarantenaire.

Tout d'abord, les agents de la Compagnie du canal maritime que j'ai pu consulter à Suez m'ont déclaré que rien n'était plus facile que de communiquer de la terre ferme avec les navires en transit de quarantaine dans le canal même, soit à l'occasion des échouages, des garages, des mouillages, soit à propos de maint incident pouvant rapprocher les navires des abords de la berge. Les militaires ou les gardiens sanitaires, placés à bord par l'office de Suez, sont loin d'offrir les garanties désirables, car on sait qu'ils sont faciles à gagner, et d'ailleurs ils ne peuvent voir tout ce qui se passe sur un grand navire. Bref, leur présence sur les navires est loin d'être suffisante pour en assurer la police sanitaire. Des faits, cités devant le Conseil d'Alexandrie, établissent, au reste, la véracité de ces déclarations et prouvent qu'il a été facile à des personnes de l'Égypte de monter à bord des navires en quarantaine et d'y séjourner depuis Suez jusqu'à Port-Saïd.

Ce n'est pas tout, car la même facilité de communications existe à Suez même, et cela avant l'entrée des navires dans le canal, alors que les navires sont déjà mis en état de suspicion et de quarantaine, et cela grâce sans doute à la complaisance ou à la négligence intéressées des agents de l'administration sanitaire. Ainsi, d'après ces témoignages corroborés par d'autres, l'observance des mesures d'isolement et de quarantaine ne serait pas toujours rigoureuse, et souvent, soit avant, soit après l'entrée dans le canal maritime, il est possible de communiquer avec les navires séquestrés; par conséquent, on ne peut compter sur l'efficacité absolue du service sanitaire égyptien dans l'état actuel des choses.

Ces faits malheureux sont loin d'être rares; ainsi, le vice-consul de France me citait le fait de plusieurs Français déserteurs qui avaient trouvé le moyen de quitter les navires en quarantaine, et dont, par conséquent, l'évasion avait dû être tolérée ou ignorée de la part des gardes de santé.

J'ajouterai enfin que M. le docteur Blanc a eu plus d'une occasion de constater des faits analogues, qu'il a dû signaler en temps et lieu à qui de droit.

Il y a lieu de faire remarquer à ce propos que les *arraisonnements* des navires venant de la mer Rouge et des Indes ne sont pas, en règle générale, faits par le médecin de l'office de Suez, à proximité de cet office, ce qui devrait se faire pour la régularité. Ajoutons qu'un seul médecin ne peut parfois suffire à cette besogne. Quoi qu'il en soit, ce sont les agents de l'office qui, la plupart du temps, vont arraisonner les navires à une distance plus ou moins grande de l'office sanitaire. Ce ne serait que dans des cas exceptionnels que le médecin sanitaire se rendrait lui-même à bord des navires paraissant suspects.

Sous plus d'un rapport il y a là de graves lacunes, à commencer par le fait de confier le soin de visiter au loin les navires et de décider de leur sort à des agents dont la capacité et la moralité ne présentent point de garanties suffisantes d'après des témoignages dignes de foi.

Bien qu'il me répugne beaucoup d'entrer dans certains détails et de citer des faits, je n'hésite cependant point à déclarer ce qui suit :

Un médecin sanitaire (qui, je crois, n'est plus dans le service) qui, jeune encore, était envoyé en disgrâce au poste de Souakim, se plaignait naïvement à un médecin, qu'il visitait lors de son passage à Suez, de ce qu'on l'avait déplacé de Port-Saïd où, de son propre aveu, il touchait par mois, en dehors de la solde de l'Administration, environ quinze cents francs, lesquels, pour rémunération de ses complaisances, lui étaient régulièrement versés par les agences et les compagnies de navigation.

On sait à Alexandrie, aussi bien qu'à Suez, que l'un des prédécesseurs du titulaire actuel de l'office de Suez, après avoir passé une année comme directeur-médecin de l'office, où il était venu, dit-on, fort endetté, quitta brusquement la position, emportant une très grosse somme d'argent, acquise pendant son court séjour aux dépens, sans nul doute, de la navigation et même, dit-on, de la caisse de l'Administration.

Quoi qu'il en soit, il paraîtrait qu'aucune suite ne fût donnée à cette affaire sur laquelle le silence a été gardé.

Par suite de l'indiscrétion de l'agent d'une grande maison de navigation de Suez, on a pu apprendre tout récemment que l'affaire du navire *Rossia* (contravention sanitaire signalée à l'Administration d'Alexandrie), qui s'est passée il y a près de deux ans, avait rapporté 60 livres égyptiennes (soit 1,560 francs) au médecin-directeur de l'office de Suez à cette époque.

Je connais assez les hommes et les choses dans le Levant pour savoir qu'il faut ici, comme dans d'autres circonstances, faire la part de l'exagération, de l'envie, de la calomnie même et d'autres passions de ce genre; mais je crois pouvoir affirmer, d'après les témoignages que j'ai recueillis de sources diverses, qu'une somme beaucoup trop grosse d'agissements fort répréhensibles et inacceptables demeure à la charge des agents de l'Administration sanitaire maritime et quarantenaire, et que de pareilles choses suffisent à faire condamner, sans réserve, la situation actuelle.

J'ai visité l'office sanitaire de Suez, situé sur le *Terre-Plein* et dirigé par M. le docteur Freda, jeune médecin qui occupe ce poste depuis près de six mois, aux appointements, je crois, de trente livres égyptiennes par mois (soit 780 francs). M. Freda me communiqua, entre autres renseignements, le fait suivant.

Le 18 juillet 1883, alors que le choléra sévissait avec intensité en Égypte, arrivait sur rade de Suez le navire anglais *Govino*, venant de Bombay. L'agent sanitaire qui avait fait l'arraisonnement en rade allait s'en retourner en donnant libre pratique au bâtiment, quand il apprit d'un chauffeur égyptien qu'il y avait à bord un individu mort depuis deux heures et que le capitaine avait dissimulé et caché dans sa déclaration. Prévenu de la gravité d'un tel fait, le docteur Freda se rendit lui-même sur le *Govino*, où il trouva dans un grand embarras le capitaine ainsi qu'un chauffeur égyptien qui se disait parent du défunt et celui-là même qui avait déclaré la présence du mort à bord. On finit cependant par faire voir au médecin le cadavre tout entouré de liens et prêt sans doute à être immergé, à l'arrière du bâtiment où on l'avait caché.

Malgré les regards et les intimidations du capitaine, le chauffeur finit par avouer que son camarade ou parent venait de mourir deux heures seulement avant l'arrivée du navire; il ajoutait qu'il aurait été trouvé malade cinq à six jours après le départ de Bombay et qu'il aurait succombé à une maladie dont il ignorait la nature.

L'examen du cadavre donna au docteur Freda tout lieu de penser que la mort du chauffeur égyptien avait été occasionnée par le choléra. En conséquence, il mit le navire en quarantaine et demanda d'urgence par télégraphe des instructions à Alexandrie. Il avait eu même l'idée de procéder à l'autopsie du cadavre. Mais le président du Conseil sanitaire maritime et quarantenaire d'Alexandrie répondit qu'il n'y avait qu'à envoyer le navire suspect à Djebel-Tor, où il serait soumis à une quarantaine de sept jours. Le cadavre du chauffeur fut inhumé avec de la chaux au lieu dit *les Sources de Moïse*. Après sept jours, le *Govino* obtint libre pratique, sauf à passer, je crois, le canal en quarantaine.

Cet incident dut causer quelque effet au Conseil d'Alexandrie; mais la prompte intervention des agents de l'Angleterre fit qu'on garda le silence sur cette affaire. Il y eut plus, car il paraît que le médecin de Suez fut accusé de zèle intempestif et d'avoir gra-

vement compromis les intérêts du commerce britannique en général et ceux du *Govino* dans le cas particulier.

A ce fait s'ajoutent ceux de deux autres navires provenant
également des Indes, le *Sussex* et l'*Hispania,* ayant eu, vers la
même époque, des cas de mort durant la traversée. Le dernier,
d'après la déclaration du capitaine, avait perdu presque subite-
ment deux médecins, l'un médecin du navire même et l'autre
passager, plus une autre personne qui avait dû succomber à des
coliques.

La juste suspicion qui devait peser sur ces navires et la simple
prudence exigeaient qu'ils fussent soumis à une quarantaine de
sept jours à purger à Djebel-Tor, sur la décision du médecin de
Suez.

Or il importe de rappeler qu'à ce moment et jusque vers la mi-
août, c'est-à-dire pendant le fort du choléra en Égypte, le lazaret
de Djebel-Tor ne comptait comme unique personnel qu'un magasinier, et que ce n'est que vers le 15 août au plus tôt que le docteur Ferrari y fut envoyé de Damiette où il se trouvait, après un
retard notable à Suez où il dut attendre longtemps des moyens
de transport pour se rendre au poste de Djebel-Tor.

Il en résulte que, malgré des avis réitérés du médecin de
Suez et contre toutes les règles les plus élémentaires, le lazaret
de Djebel-Tor a dû ou a été censé recevoir au moins trois navires
fort suspects, sans qu'il y eût personne, sauf un magasinier, pour
les recevoir, les surveiller et les visiter. On comprend que les capitaines de ces navires aient eu le droit de se plaindre de pareille
négligence à leur endroit et l'on ne sait pourquoi ils n'ont pas largement usé de cette occasion comme ils ont une tendance à le faire
dans des circonstances moins convenables.

Il paraît que ce n'est point là un fait isolé, et que l'administration sanitaire d'Alexandrie, ou du moins son président, se laisse
aller souvent à de pareils agissements.

Il paraît également que l'on sait à Alexandrie, car les médecins sanitaires l'auraient plus d'une fois signalé à qui de droit,
que les soi-disant gardes de santé préposés à la garde des navires
en transit de quarantaine dans le canal sont accessibles à la plus
petite somme d'argent, n'offrent aucune garantie matérielle ni
morale, et pourtant il ne paraît pas qu'on ait cherché à remédier
à de tels abus.

En résumé, d'après les faits et les renseignements cités ci-dessus, on a des raisons plus que suffisantes pour faire réformer entièrement le système des mesures préventives contre les provenances suspectes ou contaminées des Indes orientales. Car ce système, dénué des garanties demandées, aboutirait à des résultats gros de périls et de mécomptes.

Une cinquantaine de décès par le choléra eurent lieu dans la ville de Suez, par suite de l'importation de la maladie du fait des troupes anglaises provenant du Caire ; ce qui prouve, là comme ailleurs, le fait indéniable de la transmission du choléra à longue distance. Le docteur Blanc dut faire tous ses efforts auprès du consul anglais de Suez pour obtenir l'évacuation de la ville après deux jours par les troupes contaminées, qui allèrent camper au dehors en s'éloignant vers le désert.

Quant au docteur Maggi, médecin italien dont le diplôme est, dit-on, contesté, qui est à Suez le médecin de l'hôpital égyptien et le représentant du Conseil de santé du Caire, il ne put me donner aucun renseignement sur le choléra ni sur la situation sanitaire de sa résidence.

Parti de Suez le 8 septembre à 10 heures du matin pour Ismaïlia par voie ferrée, et de ce dernier point pour Port-Saïd par la chaloupe de la poste égyptienne, j'arrivai le 9 à 2 heures du matin sur les quais de Port-Saïd. Je m'empressai de me présenter chez notre consul, M. Dobignie, que j'avais l'avantage de connaître particulièrement. Ce fonctionnaire distingué m'offrait la certitude de rencontrer un jugement droit, un esprit éclairé et pénétrant, ainsi que des connaissances approfondies sur toutes les questions quarantenaires concernant l'Egypte, car M. Dobignie s'en était occupé pendant longtemps et avec succès, à Alexandrie d'abord, en qualité de délégué au Conseil, et récemment comme consul. Je savais en outre qu'il me serait précieux pour me fournir les renseignements relatifs à la police sanitaire du canal maritime de Suez : mes prévisions se trouvèrent et au delà confirmées.

J'entendis à Port-Saïd, de plus d'un côté, la répétition des mêmes faits de Suez, en ce qui concerne les agissements des agents de l'administration sanitaire maritime et quarantenaire ; que là aussi se payent les complaisances et même les complicités de ces agents, et qu'en fin de compte le service de la police sanitaire y est à l'état de souffrance comme sur le reste du canal.

Relativement à la question des chauffeurs indigènes qu'on embarque, principalement à Port-Saïd, sur les navires transitant pour la mer Rouge et la mer des Indes, tout le monde me déclarait, consuls, médecins, agents de la Compagnie du canal, etc., que ces chauffeurs constituent, avec les ouvriers charbonniers, une sorte de corporation nombreuse pouvant s'élever à plus d'un millier d'individus.

Ils dépendent ordinairement d'un cheik ou de plusieurs, qui les embauchent et les embarquent de leur propre chef, sans en prévenir l'autorité locale, et en dissimulant en tout cas le nombre réel des individus embarqués, de sorte qu'il n'existe aucun contrôle, aucune police sur ce point comme sur tant d'autres en Égypte.

Ces travailleurs, engagés pour la durée de la campagne du navire, aller et retour seulement jusqu'à Port-Saïd, ne figurent jamais sur le rôle d'équipage ni sur les papiers de bord, à ce point qu'il est impossible de contrôler leur nombre, leur situation, leur débarquement, leur disparition ou leur mort.

A ce propos, je crois devoir faire observer que quelques médecins, et notamment le docteur Freda (Rapport de Chaffey et Ferrari, annexe n° 3 de la fin du Rapport), ont vainement affirmé que la conformité des papiers de bord avec le nombre des hommes de l'équipage, était une garantie contre les tendances bien connues des capitaines à déguiser la vérité dans les cas suspects.

Or ce moyen de contrôle est nul en ce qui concerne les chauffeurs indigènes égyptiens, lesquels constituent précisément la catégorie la plus dangereuse des équipages des navires les plus susceptibles d'importer le choléra en Égypte.

M. le docteur Pestrini, de nationalité italienne comme la majeure partie des médecins actuels de l'administration sanitaire d'Alexandrie, et directeur de l'office important de Port-Saïd, ne fit que me répéter, en les confirmant, les faits relatifs aux chauffeurs et charbonniers qui, chaque jour, commettent des contraventions difficiles à empêcher, d'abord parce qu'il est impossible de compter sur la fidélité des gardes de santé, en second lieu, parce que les capitaines ont soin de débarquer les chauffeurs avant d'arriver à Port-Saïd, à quelques kilomètres en amont, juste à l'endroit où se trouvent les barques qui font le passage à travers le lac Menzaleh entre le canal et Damiette.

Le docteur Pestrini reconnaît qu'il se fait des communications in-évitables entre les navires en transit de quarantaine et les abords du canal par le fait des échouages, des mouillages, des garages, etc. La nuit, les navires au mouillage peuvent facilement communi-quer avec les nomades du désert. On a souvent vu se promener, le soir à Port-Saïd, les capitaines des bâtiments en quarantaine.

En ce qui concerne le fait du fameux chauffeur Mohammed Khalifa, censé débarqué du vapeur *Timor* à Port-Saïd, le 18 ou le 19 juin (nous verrons que cet homme a dû débarquer en Égypte avant cette date), le docteur Pestrini pense qu'il n'est allé à Damiette que vers le 25 juin ; que le choléra a été importé dans cette ville par une autre voie, probablement par des marchan-dises, hardes, étoffes, objets divers que les marchands forains vont prendre à bord des navires venant des ports de l'Inde, pour les colporter à Damiette, comme pendant la foire de cette année, ou bien dans les différentes localités de l'intérieur de l'Égypte. Cette sorte de trafic se fait fréquemment, notamment entre Port-Saïd et Damiette.

M. le docteur Flood, de nationalité norvégienne, médecin en chef de la ville de Pord-Saïd où il est le représentant du Conseil de santé du Caire, me renouvelle ce qu'il a écrit au sujet du chauffeur Mohammed Khalifa. (Voir les pièces concernant Port-Saïd, Annexe B.)

Il tient du cheik même, dont dépendait le chauffeur, et cela bien avant les interrogatoires qu'on a fait subir depuis à Khalifa, que c'est en réalité au plus tard, le 18 juin, qu'il avait débarqué d'un navire venant de Bombay, et qu'il croit être le *Timor* ; que le chauffeur a pu être vu partir de Port-Saïd pour Damiette le 23 juin, pour la deuxième fois, car il demeure acquis, d'après la déclaration même du cheik, que Khalifa est positivement parti une première fois pour Damiette immédiatement après son débarque-ment.

Telle est la réalité qui, suivant le docteur Flood, n'a pu être défigurée et altérée que dans la suite par les versions différentes faites par Khalifa, sous l'influence de questionnaires qui lui au-raient été imposés ultérieurement.

Le docteur Flood insiste sur la fréquence des relations qui oi. lieu à chaque instant entre les deux villes de Damiette et de Port Saïd : ces relations résultent principalement de ce que l'immense majorité des charbonniers et des chauffeurs égyptiens ont leur familles à Damiette où ils retournent à chaque moment et dès qu'ils ont gagné quelque argent à Port-Saïd. Il en résulte un va-et-vient continuel et très considérable. Sans avoir à s'occuper du service maritime et quarantenaire de Port-Saïd, le docteur Flood pense cependant que ce service laisse beaucoup à désirer sous plus d'un rapport.

Il est reconnu sans doute qu'il y a des communications forcées entre le personnel de la Compagnie du canal et les navires en transit quarantenaire dans les cas d'échouages, d'avaries; mais il serait facile à la Compagnie d'éviter les inconvénients en faisant porter les amarres à bord des navires sans communiquer avec ceux-ci, et en instituant un système d'isolement analogue à celui des pilotes, lequel système fonctionne aujourd'hui d'une façon des plus satisfaisantes.

En somme, d'après l'opinion d'une personne dont la compétence et l'expérience spéciales sont bien connues à Port-Saïd, il serait possible d'organiser un système de mesures prophylactiques sur le canal maritime, mais sous certaines conditions expresses, telles que la surveillance rigoureuse et l'intégrité des agents de l'administration sanitaire, et surtout leur indépendance du Gouvernement égyptien.

Cette manière de voir se rallie complètement aux vues et aux propositions que M. Dobignie, consul de la République française à Port-Saïd, a bien voulu formuler devant moi à peu près ainsi qu'il suit :

Tout d'abord il est nécessaire de modifier notablement la composition du Conseil sanitaire maritime et quarantenaire d'Alexandrie, lequel devra être rendu international et composé de délégués relevant des consuls généraux, comme cela avait lieu lors de sa création par Méhémet-Ali.

En second lieu, la police sanitaire du canal maritime sera toujours incomplète et inefficace tant qu'elle dépendra uniquement du Conseil d'Alexandrie, qui est situé trop loin du théâtre naturel des mesures d'application.

Ce serait donc sur le canal même, à Suez, à Ismaïlia, à Port-Saïd, que devra siéger la commission chargée de veiller à la police sanitaire des navires transitant le canal. Cette commission serait composée exclusivement d'agents européens, médecins et autres : elle aurait sous ses ordres des escouades de gardes de santé éga-

lement européens, qui seraient bien payés, rigoureusement sur-
veillés et punissables ou révocables à la première faute.

Pour assurer ces conditions indispensables à la bonne marche
du service, la commission s'appuierait sur l'autorité des consuls et
agents consulaires européens, afin de faire sanctionner par eux les
pénalités et les faire exécuter d'une façon immédiate.

La commission sanitaire devrait avoir pleins pouvoirs pour trancher toutes les questions ordinaires de mesures et de police sanitaires. Elle serait absolument indépendante du Gouvernement
égyptien et aurait à rendre compte de ses actes seulement au Conseil international de santé d'Alexandrie.

Telles sont les vues de M. Dobignie sur la question : j'aurai
à y revenir plus loin.

En finissant, je parlerai, pour mémoire, des théories singulières
d'un médecin français de Port-Saïd, M. le docteur Couvidou, lequel a cru devoir adresser une sorte de mémoire au consulat de
France sur l'épidémie de Damiette, qu'il n'avait point d'ailleurs
observée. Il commence par contester que ce soit bien le choléra
qui ait été constaté à Damiette par les commissions médicales en-
voyées dans cette ville les 24 et 25 juin 1883.

Il regarde, en effet, l'épidémie qui a ravagé l'Égypte comme
le produit innommé d'un empoisonnement provenant des miasmes
animaux engendrés par l'épizootie et par la malpropreté des habitants. Il ne paraît pas avoir d'idées nettement arrêtées sur la différence qui sépare les *boutons du Nil* (ecthyma), le charbon, la
peste, le choléra, affections dérivant également toutes, d'après
lui, d'une intoxication graduellement croissante par des miasmes
animaux.

Il reconnaît, malgré cela, que la maladie *choléroïde*, née à
Damiette, s'est propagée à Port-Saïd par le seul fait de la transmission, et comme preuve de ce fait il cite le premier décès de
choléra qui eut lieu le 25 juin (et non le 27 comme le porte la
statistique officielle) sur une personne venue de Damiette à
Port-Saïd.

Si dans cette dernière ville le choléra ne fut jamais intense, il
il y aurait lieu d'attribuer cette indemnité relative, au dire des
habitants, à une certaine efficacité du cordon sanitaire établi de
bonne heure en vue de protéger Port-Saïd. Si incomplet qu'il fût,
ce cordon empêcha l'invasion de la ville par les grosses bandes
de fuyards venant de Damiette par le lac Menzaleh, et qui pen-

dant une nuit furent repoussés au nombre d'environ cinq cents personnes.

Le 11 septembre, je quittais Port-Saïd pour me rendre à Damiette par la voie du lac Menzaleh, car je désirais juger par moi-même de la facilité et de la promptitude qu'on me disait exister dans les moyens de communication entre ces deux villes. Les départs des barques ont lieu presque à toute heure, mais principalement chaque matin vers 10 heures ou midi, au lever de la brise favorable.

Le Gouverneur de Port-Saïd, qui m'avait fait un accueil excellent en me facilitant l'accomplissement de ma mission, me fit louer une grande barque pour moi seul. Il me la fit procurer par un de ses hommes de confiance et me fit accompagner par son propre domestique.

Je quittai le canal maritime à la hauteur du kilomètre n° 2 ou 3 pour m'embarquer sur le lac, vers une heure et demie de l'après-midi. On me promettait de débarquer à Damiette vers 8 à 9 heures du soir. En effet, la barque assez grande, couverte de voiles levantines, quoique peu lestée, déploya toute sa voilure semblable aux ailes immenses des oiseaux du lac, et en peu de temps elle franchit un espace considérable sous l'impulsion d'une forte brise de nord-ouest. Vers 3 heures de l'après-midi, elle se trouvait à la hauteur d'un petit détroit dit le Boghaz de Ghémila, passe unique qui fait communiquer les eaux du Menzaleh avec celles de la Méditerranée. La fraîcheur du vent à cet endroit trompa la vigilance des bateliers et tout à coup, sans qu'on pût crier gare, une rafale brutale fit chavirer la barque. Surpris à demi assoupi au fond de la barque, je n'eus que le temps de me débarrasser des agrès et des voiles de la barque qui, d'ailleurs, ne tarda pas à couler à pic, par un fond d'environ deux mètres, ce qui nous permit de prendre pied sur ses plats-bords et de rester ainsi dans l'eau jusqu'à la poitrine.

Ce n'est pas le lieu de rapporter ici les divers incidents qui signalèrent notre position assez précaire qui se prolongea durant environ sept heures. Vers 10 heures du soir, nous fûmes accostés et recueillis par une très petite barque de pêcheurs. Cette rencontre était d'autant plus heureuse, que les bateliers, le domestique du Pacha et moi, nous étions menacés de passer ainsi la nuit et peut-être quelques jours dans l'eau du lac, car nous nous trouvions assez loin de toute terre.

Mais le moment pénible passé, il fallut se diriger vers Damiette sur une toute petite barque marchant à peine à l'aviron, pendant le reste de la nuit et durant une partie de la journée du lendemain, en plein soleil et sans aucune espèce d'abri. Enfin le 12 septembre nous arrivâmes vers les 2 heures de l'après-midi à Damiette, où je trouvai une réception si complètement hospitalière chez M. Cosséry, gérant du vice-consulat de France, que j'eus vite oublié toutes les tribulations endurées depuis vingt-quatre heures.

Damiette, vieille ville de 35,000 à 40,000 habitants, est baignée dans le tiers de son périmètre par la branche orientale du Nil, qui se jette dans la mer à 20 kilomètres plus bas. Le sol, fait de sables et d'alluvions, est à une élévation moyenne de 3 à 5 mètres au-dessus du niveau des hautes eaux. La ville est traversée dans sa largeur par un halig ou canal qui, partant du Nil, va se perdre dans la campagne du côté de l'est. Ce halig est précisément situé à 5 mètres environ en contre-bas du sol dans certains endroits qu'il traverse.

Les cultures des environs de Damiette se composent de dattiers, de maïs, de coton, de quelques champs de riz dans les parties déclives. L'eau du fleuve et des canaux, élevée au moyen de sakkia, circule activement et ne demeure que rarement stagnante. Aussi les fièvres palustres sont-elles assez rares à Damiette, où on ne les observe que vers la fin de l'automne et au début du printemps : elles n'ont habituellement rien de bien grave.

Les rues de la ville sont étroites comme dans toutes les villes du Levant ; elles sont cependant passablement rafraîchies par le vent d'été du nord qui souffle assez constamment dans cette saison. Ces rues laissent beaucoup à désirer, elles manquent de pavage, sont pleines de poussière l'été et de boue l'hiver (car il pleut assez à Damiette), mal entretenues ; il n'existe de latrines publiques que celles de quelques mosquées, point d'égouts pour verser les immondices dans le fleuve.

Sans doute il y a à Damiette un assez grand nombre de maisons tombées en ruines et qui sont ainsi abandonnées à la facile réception des ordures communes, quoique la plupart soient closes. Mais ce fait existe dans l'immense majorité des villes musulmanes de l'Orient, et il y a loin de là au tableau chargé de Damiette que l'on trouve dans le rapport de MM. les docteurs Chaffey-Bey et Ferrari.

Damiette compte au moins deux cimetières arabes situés à l'est et un peu au nord de la ville; le principal, et le seul autorisé en temps ordinaire, est assez loin des principaux groupes de maisons. Ces cimetières n'offrent d'ailleurs que les conditions d'insalubrité bien connues de tous les cimetières musulmans dans le Levant.

Pendant six à huit mois l'eau puisée dans le Nil ou dans le halig constitue la boisson des habitants de Damiette : pendant le reste du temps ils ont recours à des citernes, où de l'eau du Nil a été emmagasinée à l'époque des crues. Cependant on peut présumer que, pendant les deux à trois mois qui précèdent la crue, la population pauvre doit souffrir de la disette d'eau. Parfois alors l'eau de la rivière même est un peu saumâtre par suite du mélange des eaux de la mer avec celles du Nil.

Telle est, en réalité, l'exactitude des principales conditions physiques qui constituent les milieux où vivent les habitants de Damiette; d'où il est facile de juger que la description qui a été donnée de ces conditions dans le rapport des docteurs Chaffey-Bey et Ferrari est empreinte d'une si grande exagération qu'il y a lieu de la considérer comme entachée d'erreur.

En effet, à part quelques défectuosités, Damiette ne présente rien de bien notable, comme insalubrité, en plus des autres villes de l'Égypte, si l'on en excepte quelques rares cités récemment construites sur le modèle de celles de l'Europe, Alexandrie et le Caire, dans leurs quartiers habités par les Européens.

Damiette communique avec l'extérieur et le reste de l'Égypte par le Nil, par le chemin de fer, par le lac Menzaleh. C'est par la rivière que se fait le mouvement du cabotage, d'une part avec la Méditerranée, les îles de l'Archipel, la Syrie, la Caramanie, etc., d'autre part, en amont, avec les principales villes de la Basse-Égypte par les ramifications sur les principaux canaux adjacents au fleuve.

Le chemin de fer, dont Damiette est la tête de ligne, se relie à Talka-Mansourah avec le réseau de Zagazig, Ismaïlia, Suez, à Mohallet-Roh avec la ligne occidentale, et à Tantah avec la grande voie centrale qui rayonne vers Alexandrie, vers Chibin-el-Kom, vers le Caire et la Haute-Égypte.

Mais la voie qui pour nous en ce moment est la plus importante est celle du lac Menzaleh, menant à Port-Saïd et aux villages importants de Matarièh et de Menzaleh contenant plus de cinq mille habitants. Les pêcheurs viennent chaque jour à Damiette vendre le produit de leur pêche dans le lac. Le poisson ou le gibier d'eau est d'abord remis entre les mains des agents du fisc, près de Damiette, puis il est, sauf une fort minime proportion consommée dans la ville, dirigé en masse sur le chemin de fer, très rarement par la voie du fleuve, pour être vendu et distribué dans les principales localités de la Basse-Égypte.

Les relations continuelles entre Port-Saïd et Damiette constituent un mouvement de quarante à cinquante personnes par jour en moyenne, dont la majeure partie vient de Port-Saïd vers Damiette. Cet échange de personnes se compose surtout d'ouvriers, de charbonniers, de chauffeurs, de marchands, sans compter les pêcheurs.

Tout le monde affirme à Damiette que ce mouvement de voyageurs avait pris de grandes proportions à l'occasion de la foire-pèlerinage du 13 au 20 juin 1883, comme cela a lieu habituellement à une époque périodique de l'année.

Enfin il se fait encore un autre mouvement de barques de Port-Saïd vers Damiette, par voie de mer, et il est à noter que ces derniers arrivages ont dû augmenter sensiblement pendant ou avant la foire. On assure que ces barques, plus grandes que celles du lac, bien que passant devant l'office sanitaire situé près de l'embouchure de la rivière, n'y sont que rarement ou point soumises à des visites régulières.

Dès mon arrivée à Damiette, je m'appliquai à l'étude de certaines questions qui faisaient partie du programme de ma mission :

1° Il importait d'abord de savoir ce qui s'était passé, pendant la foire de Damiette, au sujet des marchands venus des Indes ou d'autre part, des chauffeurs venant du canal, etc.

En 1883, la foire-pèlerinage de Damiette a commencé le 13 juin (8 chabban) et a été close le 20 par le gouverneur lui-même (15 chabban). Elle n'a attiré qu'un nombre d'étrangers à la ville atteignant au maximum de 2,000 à 2,500 personnes.

On y a remarqué un assez grand nombre de marchands et d'individus étrangers à l'Égypte. C'est ainsi que la plupart des notables de la ville, auxquels j'ai été présenté par M. Cosséry, ont déclaré qu'ils avaient distingué la présence de plusieurs Indiens ou Hindous, marchands ou autres, même des mendiants de cette nationalité, qui ont dû être écartés des mosquées de Damiette où ils voulaient passer la nuit; que des charbonniers, des chauffeurs et quantité de personnes venues de Port-Saïd circulaient dans la foire, séjournaient dans la ville, durant et après la foire, à tel point qu'un certain nombre de ces personnes se sont trouvées enfermées par le cordon sanitaire dès les premiers jours de l'épidémie. Et tout cela sans préjudice d'une assez grande proportion d'étrangers, tels que : Syriens, Afghans, Boukharalis, et peut-être des Persans. (Voir *Annexes C :* Pièces et documents fournis par le gouverneur de Damiette, les cheiks et les notables, traduits par M. Cosséry, qui a gardé les originaux en langue arabe).

Aussi n'est-ce pas sans étonnement que les notables de Damiette ont appris que les docteurs Chaffey et Ferrari avaient prétendu faire croire le contraire. Le chef des marchands, Saïd-el-Lozi, cité dans le rapport (page 12) m'a fait exprimer le démenti formel qu'il donne à l'assertion qu'on lui a prêtée, à savoir qu'il n'avait vu aucun marchand indien à la foire de Damiette, tandis qu'il aurait déclaré en avoir vu au moins deux pendant la foire.

Il a été établi que les Indiens vendaient des étoffes, des objets divers, des marchandises provenant de l'Inde, et que deux marchands de la Mecque se livraient aussi à ce commerce.

2° L'affaire du chauffeur Mohammed Khalifa, d'abord fort simple, semble avoir été embrouillée à plaisir et à dessein. Il est de fait qu'il a débarqué à Port-Saïd d'un navire provenant de Bombay, vers le 18 juin au plus tard, mais très probablement avant cette date, et qu'il se rendit très vite à Damiette où il fut remarqué pendant la foire, c'est-à-dire du 13 au 20 juin, par plusieurs habitants, et que même il y eut ordre du Gouvernement de l'en expulser à cause de sa mauvaise conduite. Cette version a pour elle l'avantage d'être conforme à la première déclaration faite au docteur Flood par le cheik des chauffeurs de Port-Saïd. Elle résulte encore des affirmations et des témoignages de nombreux cheiks et des notables de Damiette ainsi que du gouverneur même de la ville. (Voir pièces ci-dessus de l'Annexe C.)

Enfin, la déclaration faite, tardivement, le 9 juillet, par Khalifa devant une commission spéciale, porte « qu'il s'est engagé depuis deux mois comme chauffeur à bord d'un bateau anglais dont il ignore le nom, qui partit pour Bombay..... Une fois à Port-Saïd et son engagement fini, il quitta le bateau, pour aller dans sa maison où il est resté *quatre* jours. Ensuite il s'est disputé avec un soldat du Gouvernement : il fut alors arrêté et mis en prison pendant *trois jours,* au bout desquels il fut exilé de la ville comme mauvais sujet par ordre du Gouverneur, et il est alors parti à bord d'une barque pour Damiette, voie du Lac, où il est arrivé après une traversée de 20 heures, dans la matinée du dimanche 14 juin 1883. » (Rapport page 14.)

En défalquant les *huit* jours passés à Port-Saïd et dans la traversée du lac pour arriver à Damiette, le 24 juin au matin, on doit conclure que Mohammed Khalifa a débarqué au plus tard le 16 juin au matin à Port-Saïd, ou aux environs, d'un navire venant de Bombay et dont il ignorait le nom.

En admettant donc la véracité d'une partie de cette dernière déclaration, on pourrait se rendre compte comment il a été vu et signalé se promenant à la foire de Damiette qui ne finissait que le 20 juin, et où il aurait été atteint de maladie, peut-être même du choléra.

Ainsi se réduisent à néant les suppositions gratuites que le chauffeur n'avait pu arriver à Damiette avant la manifestation du choléra, c'est-à-dire avant le 21 ou le 22 juin 1883.

Si je reviens sur ces détails, auxquels je n'accorde qu'une valeur très secondaire, c'est pour démontrer une fois de plus les contradictions et les inexactitudes contenues dans le rapport des docteurs Chaffey-Bey et Ferrari.

Car il importe peu que ce soit le chauffeur Khalifa ou tout autre qui ait été l'importateur du choléra ou de ses germes durant la foire de Damiette, du moment qu'il est établi que nombre de chauffeurs et d'Indiens sont venus s'y promener, y faire du commerce et y séjourner plus ou moins longtemps.

3° Le début de l'épidémie de Damiette réclame aussi quelques rectifications importantes qui doivent être faites à la version du rapport.

Je dirai d'abord que le relevé des registres mortuaires de la ville que le docteur Nadim-Effendi a gracieusement mis à ma disposition, nous a démontré à M. Cosséry et à moi que le chiffre de la mortalité n'avait point sensiblement augmenté un mois au moins avant la brusque apparition du choléra.

La moyenne mortuaire de la ville avec les environs étant de 3 à 4 par jour, soit de 100 à 120 décès par mois, les mois d'été sont un peu plus chargés que les autres.

.Or, du 25 mai au 1ᵉʳ juin 1883, les relevés donnent 26 décès en 7 jours, soit une moyenne de moins de 4 par jour. Du 1ᵉʳ au 21 juin, en 21 jours il y eut 86 décès, soit un peu plus de 4 par jour. Du 15 au 21 juin seulement, durant les 7 jours qui ont précédé l'invasion du choléra, il y eut 32 décès, soit 4 1/2 par jour. (Voir le tableau de la mortalité à Damiette du 25 mai au 22 juin 1883. Annexe C.)

D'un autre côté, les commissions médicales de Damiette ont établi que dans la période comprise entre les 18 et 26 juin de l'année précédente (1882), en 7 jours, il y eut 21 décès, soit 3 par jour, alors qu'il ne régnait en ville aucune maladie épidémique.

C'est tout à coup que d'un seul décès le 21 juin 1883 le chiffre mortuaire de Damiette s'éleva à 14 le 22, à 23 le 23 juin, à 25 le 24, à 42 le 25 juin et ainsi de suite jusque vers les premiers jours de juillet.

C'est donc d'après ces données irrécusables, du 20 au 21, qu'ont dû se manifester les premières atteintes du choléra, suivant toute probabilité.

Suivant la déposition d'un cheik, corroborée par le témoignage du médecin Ali Effendi Guibril, ancien médecin en chef de Damiette au début de l'épidémie, le premier décès suspect passe pour avoir été celui de la femme Fatmèh qui logeait, pendant la foire, avec son mari, Moustapha Abou Hammoudièh-el-Chami (le Syrien), dans la maison de Hag Mohammed Dabièh, quartier d'El-Kantara, près du quartier où la maladie sévit quelques jours après avec le plus d'intensité.

Cette maison avait donné aussi l'hospitalité pendant la foire à une autre femme du nom d'Ayouchè-el-zen Dahièh, de Port-Saïd, laquelle avait l'habitude de venir à Damiette avec des marchandises de Port-Saïd, telles que farines, étoffes et objets des Indes, etc. Elle s'en retourna vers la fin de la foire. Mais déjà avant son départ la femme Fatmèh devint malade et elle se fit transporter dans une autre maison, quartier Souk-el-Rebbèh (marché au trèfle), où elle mourut le 20 juin. En outre, une autre femme, Sabha, fille de Hassan el-Zayad, mourut peu après dans la même maison dudit Mohammed Dabièh, le 21 juin.

C'est dans le quartier de Souk-el-Rebbèh que sont mortes la plupart des personnes ayant occasionné la mortalité exceptionnellement élevée du 22 juin, ce qui établit d'une façon presque certaine que ce fut là le principal foyer primitif de l'épidémie.

A la vérité, cette version diffère de celle du rapport, dont les auteurs sont portés à regarder comme premières victimes du choléra le janissaire du consulat de France et peut-être aussi le maçon Hassan Nar-el-Din, qui revenait de Mansourah après avoir quitté momentanément Damiette deux jours auparavant. Mais ces deux hommes ne furent atteints de choléra que le 22 juin, et ils ne moururent que le 23, tandis que nous savons que déjà, dès le 22 au matin, il y avait eu 14 décès à Damiette, dont plusieurs dus au choléra. (Voir rapport de MM. les docteurs Chaffey-Bey et Ferrari, annexe C.)

Autre rectification d'un point inexact et d'ailleurs assez confus dudit rapport. Il y est dit (pages 6 et 7) que ce n'est que le 23 juin, et sur un redoublement ou sur une augmentation nouvelle de la mortalité de ce jour, qu'Ali Guibril, alors médecin en chef de Damiette, reconnut la nature de la maladie. Or il résulte des déclarations d'Ali Guibril, confirmées d'ailleurs par M. le gérant du vice-consulat de France, que la nature cholérique de l'épidémie avait été reconnue et signalée par ce médecin dès la matinée du 22 juin, et que c'est dès lors qu'il fit prévenir, par une lettre confiée à un infirmier, le docteur Ferrari, médecin sanitaire de l'office situé au bas du fleuve, en le priant de venir à Damiette se joindre à lui.

D'où il résulte que dans le rapport il y a un malentendu, et même une contradiction par rapport aux dates, dans les déclarations qu'y a faites le docteur Ferrari.

Le rapport dit encore que le docteur Ali Guibril était hésitant le 23 juin, et même on laisse entendre que ce fut le docteur Ferrari qui affirma nettement les vrais caractères du choléra. Mais je regrette d'avoir à le dire ici, d'après les témoignages formels de M. le vice-consul de France, il résulte que, même après les déclarations explicites des commissions médicales de Damiette en date du 25 juin, M. le docteur Ferrari avait ajouté, devant M. le vice-consul, que cette épidémie n'était point le vrai choléra, et que dans huit à neuf jours au plus tard tout serait fini.

Si j'insiste sur ces détails, c'est afin de ne pas laisser intervertir les rôles et aussi dans l'intention de faire voir que la plus scrupuleuse exactitude n'a point toujours présidé à la rédaction du rapport déjà tant de fois cité.

Au demeurant, le choléra épidémique offrant tous les caractères du choléra asiatique et envahissant, s'étant manifesté à Damiette du 20 au 22 juin 1883, s'est concentré dans un foyer primitif principal, le quartier Souk-el-Rebbèh, où il paraît, suivant toute vraisemblance, avoir été importé par des personnes ou par des marchandises provenant du canal maritime et probablement de l'Inde.

Puis il a rayonné dans la ville et s'est propagé avec une grande promptitude à Mansourah (voir plus loin), vers Port-Saïd, où il y eut un premier décès le 25 juin, vers les villages de Matarièh et de Menzalèh, dans lesquels il se montra très intense et très meurtrier au dire des habitants, et cela très peu de temps après son invasion à Damiette.

C'est donc trop tard que le cordon sanitaire fut appliqué autour de cette dernière ville, après que le choléra avait déjà gagné plusieurs autres localités, ce qui s'explique par les relations rapides et considérables qui mettent Damiette en rapport avec ses environs.

L'évolution de l'épidémie fut assez longue à Damiette, si l'on prend la date du dernier décès cholérique qui eut lieu le 13 août; mais elle atteignit, en réalité, son maximum vers les premiers jours de juillet, et elle ne tarda pas à décliner assez vite.

Quant au peu d'intensité que, suivant le rapport, l'épidémie aurait présentée comparativement à celle de 1865-1866, il y a là plus d'une inexactitude. D'abord Damiette n'eut pas de choléra en 1866. En 1865, le chiffre officiel des décès cholériques y fut, du 10 juin au milieu d'août, de 2,376 contre 1,956 en 1883 à peu près dans le même laps de temps, d'où la différence minime de 400 décès environ.

Non moins hasardée paraîtra l'assertion suivante : « La maladie est restée longtemps localisée à Damiette avant de se propager, et sa propagation a toujours eu lieu dans les localités sises sur les bords du fleuve, et par des personnes malades émigrant de Damiette, témoin les faits des villes de Port-Saïd, Alexandrie, Ismaïlia, Suez, etc. »

Nous savons déjà, et nous verrons le même fait se produire à Mansourah, que de nombreux cas de choléra se montrèrent dans les villages de Matarièh et de Menzalèh, de Port-Saïd, dès le 25 et le 26 juin. Seul le fait de la transmission, par des personnes contaminées, est d'une rigoureuse et cruelle exactitude; mais il serait difficile de supposer que les auteurs du rapport aient prétendu faire asseoir les villes qu'ils ont citées sur les bords du Nil, sans changer notablement le cours de celui-ci.

Sans doute le cours du Nil et ses principaux canaux ont contribué à l'expansion du choléra de Damiette en tant que moyens continuels de communication. Mais les voies ferrées y ont encore pris une part probablement beaucoup plus grande.

On ne trouve pas plus admissible cette autre prétention du rapport de faire croire à la « coïncidence mathématique et presque *mystérieuse* de l'abaissement subit de la mortalité avec l'arrivée ici des nouvelles eaux de la crue du Nil ».

Car malgré son influence, d'ailleurs bienfaisante, la crue du Nil n'a nullement entravé l'invasion du choléra dans les nombreuses villes qui baignent leurs pieds poudreux dans ses eaux, et c'est à mesure que la montée saisonnière se produisait que le fléau faisait de plus en plus son apparition, au moins dans beaucoup de localités de la Haute-Égypte. Fait sans doute peu explicable et peu consolant pour la théorie, mais absolument exact et en tout cas en contradiction flagrante avec l'antithèse du rapport.

Enfin l'influence de l'application des mesures prescrites sur l'extinction de l'épidémie de Damiette, bien qu'affirmée dans le rapport, doit avoir le sort des précédentes, puisqu'il y est dit un peu plus loin et comme par ironie, au chapitre des « mesures prises à propos de la présente épidémie », que presque rien n'a été fait en ce qui concerne l'exécution desdites mesures. (Rapport cité page 17.)

Un mot, en terminant, sur les causes supposées de la genèse du choléra d'après le même rapport. Il n'est pas besoin de redire que Damiette n'offrait rien de plus insalubre, rien de plus anormal que les autres villes d'Égypte ou que les années précédentes. Le fait de la souillure du fleuve par des immondices ou par la circonstance qu'on y jetait les cadavres des animaux morts de typhus bovin est une histoire vieille comme le Nil lui-même dans le premier cas, et datant de plus de vingt-deux ans pour le typhus qui règne au moins depuis ce temps en Égypte à l'état endémo-épidémique.

M. Goodall et son navire à vapeur ne firent que ce que l'on faisait auparavant, c'est-à-dire lancer les charognes qui étaient arrêtées près des bords dans le milieu du fleuve, dont le courant les emportait à la mer.

L'enfouissement supposé de plus de 400 cadavres d'animaux à Damiette ou aux environs (voir la dépêche de Chaffey-Bey. Annexe C) n'est, paraît-il, qu'une légende dont on s'est amusé à Damiette et ailleurs. Mais il est vrai qu'on a soin d'ajouter que les enfouisseurs et le navire coûtaient au moins le prix d'un enfouissement sérieux que personne n'a vu.

L'eau du fleuve de Damiette a fourni à boire, cette année, non à 15,000 comme le dit le rapport, mais seulement à 2,000 étrangers que la foire avait attirés dans cette ville au mois de juin.

Il n'y a vraiment pas là matière à un si grand encombrement dont on a tant voulu parler. Les orgies de viande d'animaux morts du typhus bovin, jointes à celles du poisson salé et pourri, ont eu aussi le rare privilège de beaucoup égayer les sobres et quelque peu mélancoliques habitants de Damiette.

Je ne veux rien dire de l'analyse chimique des eaux du fleuve, analyse faite sans doute avec soin et habileté par un jeune spécialiste de l'École de médecine. Mais elle ne prouve absolument rien en faveur de la naissance spontanée du choléra à Damiette, et peu de chose contre l'usage que les Égyptiens font de ces eaux, faute de meilleures, depuis les anciens Pharaons jusqu'à ce jour.

Je fais une réserve sur l'examen microscopique où il est fait mention de la découverte d'infusoires (indéterminés il est vrai), surtout de l'ordre Vibron (lisez Vibrion). Tout cela amuserait encore les habitants de Damiette, à moins que quelqu'un ne leur dise, ce qu'a vu toute personne qui en a fait l'examen détaillé, que l'on trouve des infusoires, voir des vibrioniens, dans la plupart de nos eaux potables, même des meilleures.

Bref, sans insister plus longtemps (ce qu'il serait facile de faire) sur la puérilité des faux-semblants de raisons alléguées dans le rapport des docteurs Chaffey-Bey et Ferrari, je conclurai que les hypothèses invoquées pour étayer la première hypothèse, à savoir la naissance spontanée du choléra à Damiette en juin 1883, demeurent banales et sans portée, et que force est de rechercher ailleurs des probabilités plus sérieuses.

J'en aurai fini avec Damiette quand j'aurai ajouté que M. le chirurgien général Hunter, accompagné du docteur Dutrieux-Bey, vint, dans un train spécial, faire une courte visite en cette ville, du 10 août trois heures de l'après-midi, au 11 du même mois et à la même heure.

Je n'ai point à parler ici des médecins ou des personnes qui se sont distinguées pendant l'épidémie de Damiette. Cependant je dois dire qu'on se plaît à signaler ici la belle conduite du gérant du vice-consulat de France, M. Cosséry, qui prêta le concours de son dévouement et de son expérience éclairée aux autorités locales durant tout le cours de la maladie.

Qu'il me soit permis, en finissant, de le remercier bien vivement de son obligeance et de sa coopération précieuse dans l'accomplissement de ma mission, que je n'aurais certainement pu mener aussi vite à bonne fin sans ses conseils et son aide qui m'ont été d'un prix inestimable.

Au bout de huit jours bien employés à Damiette, je partais le 19 septembre à six heures du matin pour Mansourah, avec M. Cosséry, qui voulait bien encore m'accompagner dans cette dernière étape de mon voyage.

Malheureusement en arrivant à Mansourah j'appris par un télégramme que le choléra venait de mortellement frapper le plus jeune des membres de la Mission Pasteur, M. Thuillier, cet infortuné camarade que je ne pouvais même pas aller, faute de départ opportun du chemin de fer, accompagner comme dernière consolation à sa suprême demeure.

Je vis à Mansourah M. le vice-consul de France, M. le gouverneur, ainsi que le docteur Winckler, médecin en chef de la ville.

D'après ce dernier, le premier ou l'un des premiers cas de choléra à Mansourah, eut lieu sur un soldat-infirmier qu'il avait emmené avec lui à Damiette et qui avait aidé à l'autopsie d'un cholérique faite par la commission médicale. Ce soldat mourait le 26 juin à son retour de Damiette. Mais déjà le 26 on constatait en ville des cas de choléra confirmé, et cela par suite des communications journalières, non interrompues encore, entre les deux villes par le chemin de fer et par la voie du fleuve.

Chez le docteur Winckler, c'est une opinion bien nettement arrêtée que le choléra de Mansourah provenait de celui de Damiette. D'ailleurs la preuve que le choléra n'existait pas à Mansourah avant l'importation de Damiette est fournie par le dépouillement des registres mortuaires. Du 1ᵉʳ au 24 juin inclus, il n'y eut que 83 décès dans la ville, soit 3 à 4 par jour, proportion normale, tandis que le 25 offre déjà 8 décès et le 26 10 dont plusieurs de choléra. (Voir les pièces relatives à Mansourah. Annexe D).

Du 26 juin par conséquent (et non du 2 juillet comme le porte la statistique officielle) au 6 août, il y eut à Mansourah 1081 décès par le choléra et 270 de maladies ordinaires : total, 1351 décès, dont au moins 1250 à 1300 sont dus au choléra, sur une population de près de 29,000 habitants.

On racontait volontiers parmi le public à Mansourah, comme dans beaucoup de localités en Égypte, que la venue du choléra avait été précédée, dans les villages voisins, d'une mortalité inusitée. (Voir une brochure imprimée. Annexe D). Mais vérification faite, il est résulté que cette croyance est ici, comme ailleurs, sans fondement.

Allongée comme Damiette sur la rive droite du Nil oriental, Mansourah est la tête de ligne du chemin de fer de Zagazig, etc.; elle est reliée au chemin de fer de Damiette par la gare de Talka, située en face et de l'autre côté du Nil. D'où les relations multipliées de Mansourah par les voies ferrées avec les principaux centres de la Basse-Égypte. L'état hygiénique de l'intérieur de la ville laisse beaucoup à désirer, au moins autant que celui de Damiette et de la plupart des villes situées sur les abords du Nil.

D'ailleurs je ne fis qu'une courte visite à Mansourah, car je dus partir par le train de 5 heures du soir pour Mohallet-el-Kébir, Tantah et Alexandrie, où j'arrivai, non sans quelque fatigue, vers 11 heures du soir.

Durant mon second séjour à Alexandrie, du 20 au 25 septembre 1883, je m'occupai à recueillir et à coordonner les notes et les documents ramassés çà et là, au cours de mon voyage de 19 jours sur le canal et dans la Basse-Égypte.

Je dus également faire visite aux principaux délégués du Conseil sanitaire maritime et quarantenaire d'Alexandrie, afin de leur faire part du résultat de mes recherches et de la probabilité de l'importation du choléra à Damiette par la voie du canal maritime. Je n'eus pas de peine à convaincre MM. les docteurs Kulp, de Castro, Klodzianowski, Bimsenstein, etc., lesquels partagèrent entièrement cette manière de voir.

A ce moment même arrivait à Alexandrie M. le docteur Eck, venant de Saint-Pétersbourg, et chargé par son gouvernement d'une mission, disait-il, ayant quelque analogie avec celle que je venais de terminer.

Dans quelques entretiens que j'eus avec ce confrère, je lui déclarai nettement le résultat de mes recherches et l'impression que j'avais emportée de ma visite aux différentes localités que j'avais examinées.

Il parut accepter mes raisons et me dit qu'il se disposait à aller sur les lieux faire un voyage semblable à celui que je venais d'accomplir.

Enfin le 25 septembre, à 9 heures du matin, je m'embarquais pour Marseille sur le paquebot des messageries maritimes *la Seyne* qui nous conduisit au lazaret du Frioul, où nous dûmes faire une quarantaine de sept jours pleins avant de recevoir la libre pratique.

II.

Déductions générales. — Il m'est permis de penser qu'un juge impartial n'hésitera pas à conclure de ce qui précède que l'épidémie de choléra d'Égypte en 1883 ne diffère point de celle de 1865 et que, comme celle-ci, elle est de provenance exotique.

On ne trouve, en effet, que des raisons vagues, des lieux communs sans valeur quand on veut prétendre à la genèse spontanée ou origine locale du choléra à Damiette, sans compter qu'il n'est pas facile d'admettre, en bonne logique, qu'une maladie aussi spécifique, aussi personnelle que le choléra, provienne de conditions communes et banales comme celles que l'on voudrait invoquer ici. *Omnis cholera ex cholera,* tel est l'axiome dont la vérité s'impose de nos jours et sous nos yeux plus que jamais.

Je ne veux rappeler qu'en passant la théorie pathogénétique qui consisterait à faire dériver le choléra d'Égypte de l'épizootie bovine, sorte de conception romantique peu digne d'une sérieuse attention.

On a dit, peut-être sans en être bien sûr, que le chirurgien général Hunter avait déclaré qu'à son avis le choléra d'Égypte de 1883 était bien à la vérité le choléra indien, dont il procède; mais d'une façon indirecte, c'est-à-dire que l'épidémie dernière ne serait qu'une résurrection ou revivification de celle de 1865.

Il se base ou cherche à se baser sur ce que, dans quelques localités de l'Égypte, il y aurait eu de rares cas de cholérine ou de choléra sporadique dans l'intervalle des deux épidémies, notamment dans le cours des dernières années.

Voici le résultat de mes investigations sur ce point :

A Alexandrie, les registres de mortalité n'ont point, que je sache, mentionné de décès attribués au choléra sporadique depuis la fin de 1866. Seulement, dans le cours de l'an dernier, au mois de juin, et de cette année, vers le mois d'avril, l'hôpital européen reçut deux malades, dont le dernier, homme âgé de soixante-dix ans, succomba en quelques jours à un état gastro-intestinal assez mal caractérisé et qui pouvait être aussi bien la suite d'un étranglement intestinal que le choléra sporadique, car il est à regretter que l'autopsie n'ait pas été faite.

Quant au malade de l'an dernier, il présenta les symptômes

d'une simple cholérine dont il guérit rapidement. (Voir la lettre du docteur Sierra. Annexe A.)

J'ai eu grand soin de m'enquérir si des faits analogues s'étaient produits au Caire, dans les villes du canal, à Damiette, à Mansourah, etc. Tous les médecins que j'ai consultés, aussi bien les médecins civils que les médecins officiels, notamment le docteur Grant-Bey, médecin-inspecteur des chemins de fer égyptiens, m'ont affirmé qu'ils n'avaient observé aucun cas de cette nature depuis les années 1865 et 1866.

Y aurait-il, d'ailleurs, un certain nombre de cas de choléra sporadique ou nostras en Égypte, comme on en constate chaque année en Europe et ailleurs, vers la saison des chaleurs, qu'il n'y a lieu d'en tirer aucun argument en faveur de la théorie susmentionnée.

La doctrine ou l'hypothèse de la revivification des germes cholériques après un sommeil de dix-huit années est de celles qui, à la rigueur, peuvent se proposer, mais non se prouver aujourd'hui.

Je ne crois donc pas opportun de la discuter à cette place, car en admettant qu'elle soit soutenue par le chirurgien général Hunter, je pense qu'elle n'est point destinée à trouver beaucoup de créance auprès des médecins compétents et expérimentés.

Il existe bien encore en Égypte une croyance assez répandue que le choléra, sporadique ou peu expansif tout d'abord, y a été apporté par les troupes anglo-indiennes depuis plus d'un an, et qu'il n'y a pris un caractère nettement envahissant que cette année 1883, à l'occasion de conditions favorables à son développement.

Outre que cette présomption ne repose sur aucune preuve, ce serait sans doute la première fois que l'on assisterait à une semblable façon de procéder de la part du terrible fléau de l'Inde, et je ne vois pas que cette supposition sans fondement mérite autre chose qu'une simple mention.

En tout cas, il n'est pas à présumer qu'elle soit du goût de ceux qui prétendent soutenir la théorie anglaise de la revivification des germes cholériques à longue portée.

Au contraire, en se reportant du côté de la plus grande somme des probabilités, c'est-à-dire l'importation de provenance indienne, on peut s'appuyer sur des arguments nombreux et d'une valeur très grande.

Qu'il me soit d'abord permis de rappeler les faits antécédents de l'importation du choléra indien dans la mer Rouge et dans le

Hedjaz en 1881 et en 1882 par les navires anglais venant de Bombay, le *Columbian* et l'*Hespérian*. Sur ces deux navires les premières victimes officiellement constatées de la contagion furent des chauffeurs, probablement égyptiens ou arabes. (Voir les quarantaines dans la mer Rouge et les provenances de l'Inde. Constantinople, 1882.) Le cas du chauffeur égyptien, mort deux heures avant l'arrivée à Suez du navire *Govino* venant de Bombay, le 18 juillet 1883, cas si légitimement suspect pour toutes les raisons que nous connaissons déjà, peut être à bon droit rangé parmi le groupe de faits qui tendent à faire présumer que les chauffeurs égyptiens et arabes sur les navires ayant séjourné quelque temps dans l'Inde sont spécialement prédisposés à y contracter ou à en rapporter le choléra ou ses germes. Ces chauffeurs doivent conséquemment être toujours l'objet d'une suspicion et d'une surveillance toutes particulières.

Ces remarques, ainsi que les conséquences qui en découlent, me paraissent d'autant mieux fondées que, comme je l'ai établi plus haut, ces travailleurs, absolument étrangers à l'équipage, ne se trouvent ni inscrits sur les papiers de bord, ni notés d'une façon qui puisse permettre de les contrôler soit au départ, soit à l'arrivée des navires.

Je n'ai pas besoin de redire, après tout ce qui a été exposé ci-dessus, que les grands steamers à marche rapide, qui mettent Bombay en communication avec Suez en dix à onze jours, directement et sans aucune relâche, font en réalité du canal maritime d'Égypte l'aboutissant forcé de ces communications, et que dans le cas de Damiette, par exemple, la foire du mois de juin est devenue l'occasion d'un renforcement du grand mouvement de l'Inde vers l'Égypte ; d'où l'explication plausible de l'importation du choléra indien dans la Basse-Égypte, par la voie du canal à Damiette.

Cette porte du canal maritime largement ouverte, constamment béante entre l'Inde et l'Europe pour les personnes comme pour les marchandises, a été sans nul doute la voie d'introduction de l'épidémie du mois de juin dernier pour Damiette.

Mais il ne faut pas perdre de vue que toute autre localité de l'Égypte ayant des communications rapides avec le canal pourra, à son tour, demain ou plus tard, recevoir d'une semblable manière la fatale cause du choléra, si l'Europe ne prend soin d'élever une barrière solide entre le canal et le reste de l'Égypte.

Il n'entre point dans le plan de ce Mémoire de faire l'histoire de l'épidémie cholérique de 1883. De cette étude, qui sera sans doute faite ultérieurement, il ressortira plus d'un enseignement conforme aux données déjà acquises à la science épidémiologique : par exemple, la marche générale de cette épidémie, qui s'est montrée fort analogue à celle de la précédente, en 1865, sous le rapport de la durée et même de l'intensité, quoique celle-ci paraisse un peu moindre.

A ce propos on a insisté sur la différence du chiffre de la mortalité dans les deux épidémies. S'il est vrai que le chiffre officiel de l'épidémie de 1865 fut presque le double de celui de 1883, il n'y a pas moins lieu de penser, pour diverses raisons qu'il serait trop long de développer ici, que le nombre 30,000 des décès de 1883 doit être doublé pour arriver à l'estimation exacte de la mortalité.

D'ailleurs une diminution de la mortalité cholérique, après une grande atteinte remontant à 18 années, est explicable par le fait qu'une bonne partie de la population égyptienne devait encore se ressentir de l'inoculation de 1865, suivant la juste remarque de notre éminent inspecteur général.

On se préoccupe justement en Égypte, comme d'ailleurs en Europe, de savoir s'il ne se produira pas une récidive de choléra vers la fin de cette année, ou mieux vers le printemps et l'été prochains.

Tout en faisant quelques réserves sur ce point, et sauf le cas de nouvelles importations, il y a de grandes probabilités pour que l'Égypte demeure à peu près indemne du fléau pendant cette année et les suivantes. Ceci est encore une déduction logique des principes établis par les recherches du savant spécialiste dont nous venons de parler (*Acquisitions scientifiques récentes sur l'étiologie et la prophylaxie du choléra*, mai 1883. Fauvel.)

On a beaucoup parlé, du moins depuis quelques mois, de la réapparition du choléra en Égypte en 1866. Sans pouvoir obtenir à Alexandrie le chiffre précis des décès cholériques durant cette année, j'ai pu m'assurer qu'il avait été assez minime. On ne trouve, dans les archives du Conseil de santé de la ville, que le nombre insignifiant de cinq cas de mort par le choléra, décès survenus à l'hôpital arabe du Gouvernement, du 13 au 21 septembre de l'année 1866.

Je n'ai pu me procurer de chiffres exacts ou même approximatifs pour le reste de l'Égypte. Mais je puis certifier que les médecins nombreux que j'ai vus au Caire, dans les villes du canal, à

Damiette et à Mansourah, m'ont assuré qu'ils n'avaient point observé de cas de choléra dans ces localités pendant le cours de l'année 1866.

Relativement à la question des cordons sanitaires appliqués dans quelques villes envahies ou encore indemnes en Égypte, je ferai tout d'abord remarquer que la propagation du choléra de Damiette aux principales localités des environs, s'est faite avec une promptitude plus marquée que ne l'ont accusé les documents officiels du Gouvernement; c'est ce que j'ai pu vérifier pour Mansourah, pour Port-Saïd, pour Ismaïlia. Même il est probable qu'à Damiette les premiers cas de mort par le choléra remontent aux 20 et 21 juin, et non aux 22 et 23, comme le dit la statistique officielle.

Il en résulte que l'application des cordons sanitaires a été tardive, soit pour empêcher l'émigration hors des localités envahies, soit pour interdire l'entrée de celles qu'on ne croyait pas encore contaminées.

De là l'inefficacité des cordons, pour la plupart, dans les conditions où ils ont été mis à exécution. On peut dire que parfois ils ont été préjudiciables, d'abord parce qu'on les a formés avec des soldats déjà infectés, comme à Ismaïlia par exemple, mais aussi parce que cette mesure mal appliquée tendait à effrayer et à affamer tout à la fois les populations mises sous cordon.

Les conditions indispensables pour la réussite de ces moyens prophylactiques sont : 1° leur application très prompte et dès le début du mal ; 2° les facilités très grandes laissées aux moyens de ravitaillement ; 3° l'obligation pour le Gouvernement de délivrer des vivres et les ressources nécessaires à la partie besogneuse de la population des villes sous séquestre ; 4° l'assainissement rigoureux des localités atteintes, l'isolement et la séquestration des malades dans des lieux spéciaux munis de tout ce qui est nécessaire pour les soigner, l'évacuation complète et bien entendue des quartiers contaminés et le transfert dans des endroits salubres et bien aérés de la partie de la population demeurée encore indemne, et cela loin des foyers d'infection et à l'abri de tout contact avec les malades.

Mais la mise en application de ces mesures énergiques et salutaires, quand elles sont prises à temps, suppose des décisions promptes de la part de l'autorité compétente, des médecins nombreux, dévoués et expérimentés en pareille matière, munis de pleins pouvoirs d'agir avec énergie, des agents puissants et décidés à prendre et à exécuter des décisions convenables, en un mot un gouvernement à la fois fort et vigilant, servi par des fonctionnaires comprenant toute la portée et la responsabilité de semblables mesures de salut. Or c'est précisément là ce qui faisait défaut à l'Égypte quand a éclaté le choléra.

Cependant, je ne crains pas de le répéter, je crois à l'utilité au moins partielle des cordons sanitaires, tels qu'ils ont été institués dans certaines localités, comme à Port-Saïd, à Ismaïlia, etc., où ils ont eu pour résultat d'empêcher l'immigration en masse des villes encore indemnes ou à peu près.

De même aussi je pense que la rigueur des quarantaines imposées en Europe aux provenances de l'Égypte, le nombre restreint des navires à passagers allant d'Égypte en Europe, le refus de certains gouvernements, comme ceux de Turquie et de Grèce, de recevoir au delà d'un nombre limité les immigrants d'Égypte, ont beaucoup atténué l'émigration en la restreignant et en la disciplinant, et finalement que ces circonstances ont eu pour résultat définitif d'empêcher un exode de 20 à 30,000 personnes, comme cela eut lieu, dit-on, en 1865.

Il y a lieu d'attribuer à l'ensemble et au concours de tous ces faits la préservation des ports du bassin de la Méditerranée, si gravement menacés durant plus de trois mois. Enfin il est également à noter que le principal port de sortie de l'Égypte, celui d'Alexandrie, n'a été atteint que légèrement et tardivement, après l'émigration de la partie de la population européenne, qui était décidée à émigrer quand même.

III.

Il me reste à indiquer sommairement quels seraient, d'après les faits que j'ai recueillis durant ma mission, ainsi que d'après les indications que m'ont suggérées les délégués français au Conseil quarantenaire, nos consuls, etc., les moyens les plus propres à combler les lacunes signalées et à porter remède aux vices de la situation présente du système de la police sanitaire en Égypte.

1° Il faut remarquer dès l'abord que la scission en deux des services sanitaires égyptiens par le décret khédivial du 3 janvier 1881 n'a produit que des résultats médiocres et même mauvais.

Elle n'a fait que pousser au développement de cet esprit d'opposition qui est devenu la situation constante entre le Conseil de

santé et d'hygiène publique du Caire, représentant le service
intérieur, et le Conseil sanitaire maritime et quarantenaire
d'Alexandrie, chargé du service extérieur.

Cet antagonisme regrettable et très nuisible s'est trouvé porté à
un degré maximum à propos de la production de la dernière épidémie de choléra au sujet de laquelle on a vu les deux assemblées
rejeter réciproquement l'une sur l'autre la responsabilité de la
genèse de la maladie. Ainsi s'explique le désaccord profond existant
sur ce point entre les deux Conseils, celui d'Alexandrie rejetant
l'importation comme lui étant défavorable, et celui du Caire, la
spontanéité pour la même raison. Les vues, les tendances, les
intérêts même des deux Conseils sanitaires sont donc absolument
opposés dans la pratique et ils constituent une dualité fatale à
l'entente qui ne pourra jamais s'établir sur ce terrain ainsi divisé.
Car de nouveaux incidents, de nouveaux prétextes accentueront
encore davantage, si c'est possible, cette opposition qui résulte de
la nature même des deux institutions rivales.

Si j'ai dû faire la critique, presque toujours sévère, du service
quarantenaire, ce n'est pas qu'il soit le seul où il y ait à redire.
Car il paraît que le service intérieur souffre aussi profondément
de l'incapacité, de l'incurie, et peut-être aussi du manque de pro-
bité absolue des agents de son personnel inférieur.

Dans beaucoup de villes où il y a un grand nombre d'Européens,
on a l'habitude de confier le service sanitaire en chef à des médecins européens. Mais l'expérience a démontré que tous ces médecins
ne sont pas choisis avec tout le soin désirable et que tous n'offrent
point des garanties absolues d'instruction professionnelle suffisante.
Bref, bien souvent les consuls des gouvernements européens ont
à constater l'infériorité des médecins de l'administration sanitaire
du Caire.

Dans les petits districts, le service est entre les mains des médecins indigènes qui n'ont pas toujours, eux aussi, une instruction
suffisante, mais dont je ne pourrais guère parler avec connaissance
de cause.

A Damiette, par exemple, le médecin sanitaire est seul. Il est
chargé de tout ce qui concerne la police sanitaire dans les termes
les plus larges de cette expression, de la surveillance des vivres,
du sel des salines du lac, de l'inspection du poisson et du gibier,
de tout ce qui touche à la médecine publique et légale, de l'en—
registrement et de la délivrance des actes de décès, des permis

d'inhumation, ainsi que d'une foule d'autres affaires, sans compter les soins de la voirie, des cimetières, des eaux, etc.

Cette étendue et cette quantité d'attributions mêlent le médecin d'une ville importante à nombre de questions et de choses qui réclament des connaissances et des aptitudes spéciales de premier ordre, et que l'on ne trouve pas toujours réunies chez le représentant unique du Conseil de santé du Caire.

Enfin on cite le cas de quelques-uns de ces médecins qui ont acquis une fortune très considérable pour le pays, laquelle n'est point le fruit d'une capacité médicale reconnue, mais bien plutôt le résultat d'une situation officielle fort importante, dont l'arbitrage et l'influence obligée se font sentir dans la plupart des affaires soi-disant sanitaires du pays.

Ce n'est pas tout, le médecin en chef (et c'est peut-être ce qui pourrait motiver cette appellation quand il est seul comme à Damiette) a ordinairement sous sa dépendance une innombrable armée de subalternes et d'auxiliaires, dans les petits districts, dans les moindres villages. Ce sont les fameux *barbiers indigènes*, dignes émules de leurs aïeux en Europe. Le médecin en chef ne pouvant suffire à tout délègue une partie de ses pouvoirs aux barbiers qui font sur une échelle proportionnellement réduite ce que lui-même fait en grand.

Il y a, dit-on, un proverbe égyptien qui considère comme les deux plus proches fléaux du paysan (fellah) le barbier qui vendrait les permis d'inhumation, et le subalterne de l'ingénieur qui ne distribue l'eau féconde du Nil qu'à beaux deniers comptants.

Malgré la tendance aux amplifications contre lesquelles je me suis toujours tenu en garde en Égypte, comme dans le Levant en général, je crois cependant que si beaucoup de dires de cette nature sont entachés de quelque exagération, ils contiennent toutefois une assez grosse part de vérité.

Quoi qu'il en soit, il est urgent de faire cesser les causes et les prétextes de cet esprit de discorde et de rivalité qui existe incontestablement dans le service sanitaire actuel de l'Égypte, pour recourir à un arrangement qui le rende plus homogène, de façon à faire concourir les hommes et les choses vers un même but, qui serait la réalisation d'une bonne police sanitaire intérieure et extérieure, et d'un système convenable d'hygiène publique en Égypte.

Mais je n'insiste pas sur cette grave question, que je ne puis traiter à cette place.

Revenant au seul Conseil sanitaire maritime et quarantenaire d'Alexandrie, on peut déclarer qu'il a amplement fait ses preuves, tel qu'il est institué. Il n'a donné que des résultats défectueux, et s'il est permis de juger l'arbre à ses fruits, il n'est que temps de prendre un parti radical, celui de le transformer à ce point qu'il devienne en réalité une création nouvelle.

Je suis donc, sous ce rapport, absolument d'accord avec les représentants de la France à ce conseil, MM. Guillois et Chaumery. Ce dernier a dû vous transmettre il y a un mois, Monsieur le Ministre, un projet de réorganisation qu'il a bien voulu me communiquer à Alexandrie, et dont j'ai approuvé la substance. Quant au projet de M. Guillois, délégué consulaire au Conseil, il repose sur une longue et mûre expérience des faits et il mérite d'autant plus d'être pris en considération qu'il date d'une époque déjà vieille de plus d'une année. J'adopte, pour mon compte, le projet de notre délégué, sauf quelques modifications et rectifications que j'ai cru devoir y joindre. (Voir les pièces concernant le Conseil d'Alexandrie. Annexe A.)

Je pense tout d'abord que le Conseil sanitaire d'Alexandrie ne pourra être présidé par un fonctionnaire égyptien, quel qu'il soit, d'une manière effective sans de graves inconvénients dans l'état actuel des choses en Égypte.

Le président d'honneur, à mon avis, devrait être un ministre, de préférence celui des affaires étrangères, comme cela a lieu à Constantinople. Le vice-président, qui serait le président effectif du Conseil, devrait être un Européen désigné et agréé par les consuls généraux des puissances représentées en Égypte.

Je considère comme essentiel que le président effectif du Conseil quarantenaire d'Alexandrie ne soit pas un fonctionnaire égyptien, non seulement parce qu'il est difficile de trouver en Égypte un homme remplissant toutes les conditions requises pour occuper ce poste délicat et très important au point de vue des intérêts internationaux, mais encore et surtout parce qu'il me paraît au moins imprudent de ne pas chercher à soustraire cette position à une influence prépondérante qui, là comme ailleurs en Égypte, tend à s'accentuer chaque jour de plus en plus.

Je suis donc d'avis que toutes les grandes puissances, ainsi que celles qui ont des intérêts sanitaires immédiats dans la Méditerranée et dans la mer Rouge, doivent être représentées au Conseil d'Alexandrie, qui deviendrait alors vraiment *international*, c'est-à-dire représentant les intérêts sanitaires communs. Je verrais avantage à y adjoindre toute puissance qui s'engagerait à s'y faire représenter par un délégué offrant les garanties convenues de capacité et d'indépendance à l'égard de toute autre influence que celle de son propre gouvernement.

On n'admettrait comme délégué au Conseil quarantenaire que deux ou trois membres égyptiens, sous la condition toutefois qu'ils fussent indépendants, d'ailleurs, d'autres emplois de leur gouvernement, et qu'ils fussent considérés et rétribués comme fonctionnaires de l'administration sanitaire internationale.

La première garantie de tout délégué consulaire, médecin ou autre, au Conseil international, serait l'indépendance absolue à l'égard du Gouvernement égyptien, ainsi qu'une certaine position officielle vis-à-vis du gouvernement qui le nommerait et garantirait ainsi sa situation libre de toute ingérance dans les affaires commerciales ou analogues.

De cette façon, on arriverait à constituer à Alexandrie une assemblée sanitaire possédant un caractère essentiellement international, échappant à l'influence locale multiple qui lui nuit à un si haut point en ce moment. Elle jouirait d'une initiative efficace. Ses décisions viseraient les intérêts exclusifs et entiers du service sanitaire maritime et quarantenaire.

Il serait bon qu'elle fût composée d'un nombre à peu près égal de médecins et d'administrateurs, tempérament facile à réaliser en ce moment à Alexandrie.

Les séances du Conseil international ou mixte se tiendraient tous les huit ou quinze jours, et non chaque mois comme cela se fait actuellement.

Les décisions seraient valables, du moment où il y aurait un nombre de votes qui ne serait pas inférieur à cinq ou six par exemple. Elles seraient communiquées au ministre président qui serait chargé de les faire exécuter par le Gouvernement égyptien, en ce qui concerne la participation de celui-ci.

Tous les employés, agents et fonctionnaires de l'administration quarantenaire seraient nommés ou révoqués en séance plénière par les membres du Conseil à la majorité des voix.

Il va sans dire que le Conseil aurait la gestion entière et exclusive des fonds de l'administration, sauf à rendre, chaque année, un compte général au Ministère des finances d'Égypte.

Il découle de ces indications sommaires, auxquelles s'en joindraient d'autres que je ne puis développer en ce moment, que les règlements actuellement en vigueur seraient à refaire sur des bases nouvelles.

2° Le service sanitaire spécial du canal maritime demande une attention à part des puissances intéressées. Il a pour but, et malheureusement nous avons vu qu'il manque souvent son effet, de fermer la porte ouverte à l'invasion des maladies épidémiques susceptibles d'y entrer par la mer Rouge, notamment et surtout du choléra qui règne constamment dans certaines parties de l'Inde anglaise.

C'est donc la clef de voûte de l'édifice prophylactique et quarantenaire à édifier de nouveau pour sauvegarder l'Égypte et l'Europe de ce côté.

Pour arriver à obtenir un système qui offre des garanties réelles, je me rallie volontiers aux propositions émises par M. le consul de France Dobignie et dont j'ai parlé presque au début de ce travail.

Tout d'abord, après avoir passé quelques jours sur le canal maritime, je m'étais demandé si réellement il était possible de faire qu'un navire transitât le canal en quarantaine sans être obligé de se compromettre à un moment donné, si du moins parfois il n'y avait pas des circonstances imprévues qui viendraient s'opposer à l'efficacité des mesures les plus rigoureusement observées.

Je pouvais hésiter sur ce point, quand l'assurance d'une personne hautement compétente, appartenant à la Compagnie du canal, me fut donnée sur la complète réalisation possible d'un pareil résultat.

En prenant donc pour base cette possibilité démontrée, avec toutes les difficultés qu'elle comporte néanmoins, il faut recourir à une organisation toute différente de celle qui existe aujourd'hui.

Il serait indispensable de fonder une *Commission internationale* chargée de la police sanitaire du canal maritime. Elle se composerait au moins de trois médecins siégeant à Port-Saïd, à Ismaïlia et à Suez. Il est probable que cette dernière localité en demanderait deux, peut-être trois, y compris le service des lazarets.

Chaque navire se présentant à Suez et venant de la mer Rouge et de l'océan Indien serait l'objet d'une visite complète et rigoureuse, toujours faite par un médecin, condition *sine quâ non*, pour tout navire provenant des Indes. La visite sanitaire aurait lieu avant les dispositions que prend le navire pour son entrée dans le canal, non loin de l'office sanitaire. En tout cas, le médecin visiteur devrait faire une annotation spéciale et circonstanciée sur la situation hygiénique et sanitaire du navire, annotation qui serait inscrite sur la patente visée par lui.

Un médecin-inspecteur (peut-être en faudrait-il deux) européen serait chargé de la direction et de la surveillance spéciale des services sanitaires du canal : il serait astreint à se transporter, au fur et à mesure du besoin, sur tous les points du canal pour exercer la direction et le contrôle. Il aurait pleins pouvoirs pour résoudre, séance tenante, toutes les questions de détail de police sanitaire courante. Il relèverait du Conseil maritime et quarantenaire international d'Alexandrie, auquel il serait tenu de rendre compte de ses actes dans des rapports spéciaux et dans un délai déterminé, quand il y aurait urgence.

Les gardes de santé, ainsi que tout le personnel du service sanitaire du canal, devraient être des Européens exclusivement, en dehors de toute personne indigène.

Comme tout employé du service sanitaire du canal, ils seraient punissables et révocables à la première infraction, d'après le mode expéditif indiqué par le consul, M. Dobignie.

Il est possible, probable même, que l'expérience vienne à démontrer l'utilité ou la nécessité d'adjoindre au médecin-inspecteur et aux médecins ordinaires des agents ou des fonctionnaires possédant des connaissances techniques d'administration. Je ne verrais qu'avantages à réaliser une pareille adjonction.

Mais l'organisation proposée nécessiterait un certain nombre de modifications immédiates, dont plusieurs déjà sont connues et ont été proposées ou discutées par le Conseil sanitaire d'Alexandrie.

3° Elle comporterait d'abord l'application d'un code pénal sanitaire visant toutes les parties intéressées également, c'est-à-dire aussi bien les agents de l'administration sanitaire que les capitaines et agents de navigation ou autres.

Cette application pourrait être confiée à un tribunal mixte composé de consuls ou agents consulaires des puissances et des hauts employés de la Commission sanitaire. Toute pénalité résultant d'un jugement serait exécutoire immédiatement, sauf le droit de recours, dans certains cas, à l'appel des tribunaux mixtes d'Égypte.

4° Resterait un quatrième point important, celui d'imposer

d'urgence au Gouvernement égyptien la création d'un certain nombre d'établissements quarantenaires ou lazarets.

Laissant de côté la question des lazarets à fonder dans la Méditerranée, je ne m'occuperai que de ceux à construire dans la mer Rouge.

En dehors d'El-Widj qui, bien aménagé et bien organisé, devra toujours être exclusivement réservé en vue du retour des pèlerins occidentaux du Hedjaz, il ne reste plus, pour le service ordinaire du canal maritime, que l'endroit dit Djebel-Tor, la localité appelée « sources de Moïse » ne pouvant servir que pour une observation de très courte durée.

C'est donc à Djebel-Tor qu'il conviendrait d'établir promptement un grand lazaret comportant toutes les ressources, toutes les améliorations que suscite aujourd'hui le progrès en pareille matière. Il va de soi qu'un pareil établissement serait pourvu d'un personnel d'élite à poste fixe.

5° En dernier lieu et afin de mettre les ressources financières de la nouvelle organisation en proportion avec des besoins sans doute croissants, il serait absolument nécessaire de modifier et d'*augmenter* les taxes sanitaires égyptiennes actuelles, de façon à obtenir l'équilibre du budget de la nouvelle création et peut-être aussi, si cela devenait nécessaire, pour venir en aide au Gouvernement égyptien en vue de hâter la construction des lazarets de la mer Rouge.

Les principales modifications que j'ai proposées peuvent se résumer de la façon suivante :

1° Réorganisation du Conseil sanitaire d'Alexandrie, de manière à obtenir son indépendance du Gouvernement égyptien aussi complète que possible, son fonctionnement réel et efficace, en un mot *son internationalité*.

2° Réorganisation du système actuel de police sanitaire du canal maritime, en imprimant au service si important de ce côté un caractère exclusivement international et indépendant du Gouvernement local; le personnel de ce service serait exclusivement européen; il relèverait d'un médecin-inspecteur qui dépendrait lui-même du Conseil d'Alexandrie, tout en ayant le pouvoir de trancher d'urgence toutes les questions et toutes les difficultés imprévues.

3° Promulgation d'un code pénal sanitaire approuvé par les consuls généraux des puissances représentées en Égypte, et dont l'application serait confiée à une Commission mixte composée des consuls et des hauts employés de l'administration sanitaire du canal ;

4° Établissement d'un très vaste lazaret dans la mer Rouge, à proximité de Suez, à Djebel-Tor, lazaret exclusivement destiné au service quarantenaire des navires ordinaires, à l'exclusion des navires à pèlerins du Hedjaz qui feraient quarantaine à El-Widj :

5° Enfin, revision du tarif des droits sanitaires à percevoir dans les ports égyptiens, sur la base par exemple des taxes qui sont appliquées dans les ports de Turquie actuellement, de manière à proportionner les ressources financières aux besoins du service.

La réalisation de ces innovations indispensables et peut-être d'autres analogues devra se heurter, sans doute, à des difficultés nombreuses provenant de plus d'une source.

La navigation ne manquera pas d'y voir une aggravation des charges qui pèsent si lourdement sur elle en ce moment, comme cela a lieu dans toute période épidémique.

Je ne voudrais pas laisser supposer un instant que j'aie pu perdre de vue de sauvegarder, dans la limite du possible, les intérêts du commerce maritime qui a droit à de si légitimes ménagements.

Je sais bien que toute perte de temps, dans le transit du canal maritime, entraîne une perte matérielle atteignant la somme considérable d'un millier de francs et plus par jour, pour les grands steamers. Ce sont justement ces pertes qu'il s'agit d'éviter et que je voudrais du moins voir compensées par des bénéfices équivalents résultant de la stricte exécution des mesures sanitaires.

J'ai, en effet, la ferme conviction que si l'Europe avait confiance dans la rigoureuse observance des moyens prophylactiques de police sanitaire appliqués sur le canal de Suez, cette confiance se traduirait bientôt par une notable diminution de la durée des quarantaines dans les ports d'arrivée. La navigation serait ainsi payée et au delà des quelques sacrifices que lui coûterait la stricte application des mesures quarantenaires qu'elle aurait à subir dans le transit du canal maritime.

Bref, ses intérêts généraux auraient beaucoup à gagner à la suppression des abus dont elle est rendue responsable par des agissements coupables qui ne profitent qu'à quelques délinquants.

En dernier lieu, il y aura aussi à tenir compte de quelques difficultés que fera peut-être valoir le Gouvernement du Khédive, bien que ses intérêts et la sauvegarde du pays réclament précisément l'adoption des modifications proposées.

Mais avant tout il est bon que l'Europe n'oublie pas qu'il est urgent d'arriver à la réalisation des réformes sanitaires en Égypte et principalement en ce qui touche le service du canal maritime.

Car, si tout retard dans cette voie est préjudiciable aux vrais intérêts du service sanitaire actuel, il est possible, d'un autre côté, que dans quelque temps l'Europe se trouve en présence d'une puissance probablement moins accommodante que le Gouvernement du Khédive sur ce sujet, et des résistances de laquelle il serait moins facile de triompher.

Néanmoins, si toutes les puissances intéressées tombent d'accord sur tous les points principaux du problème que j'ai indiqués plutôt que développés, leur entente et leur concours suffiront à lever et à vaincre toutes les difficultés. Mais le succès est à ce prix seulement.

Je suis, avec le plus profond respect, Monsieur le Ministre, votre très obéissant et dévoué serviteur,

Docteur J. MAHÉ.

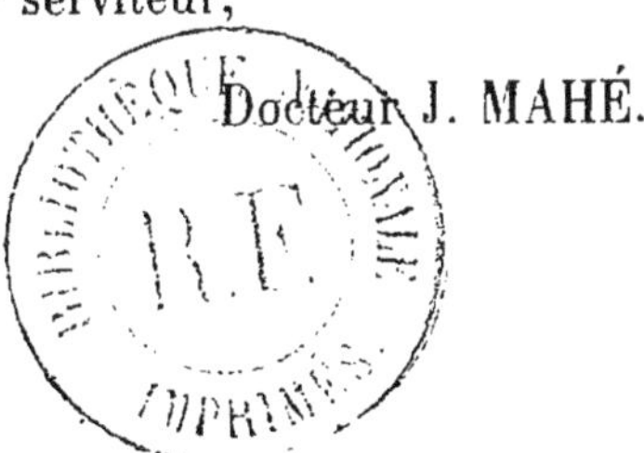